ヒヤリ・ハット11,000事例による
エラーマップ完全本

川村治子
杏林大学保健学部教授

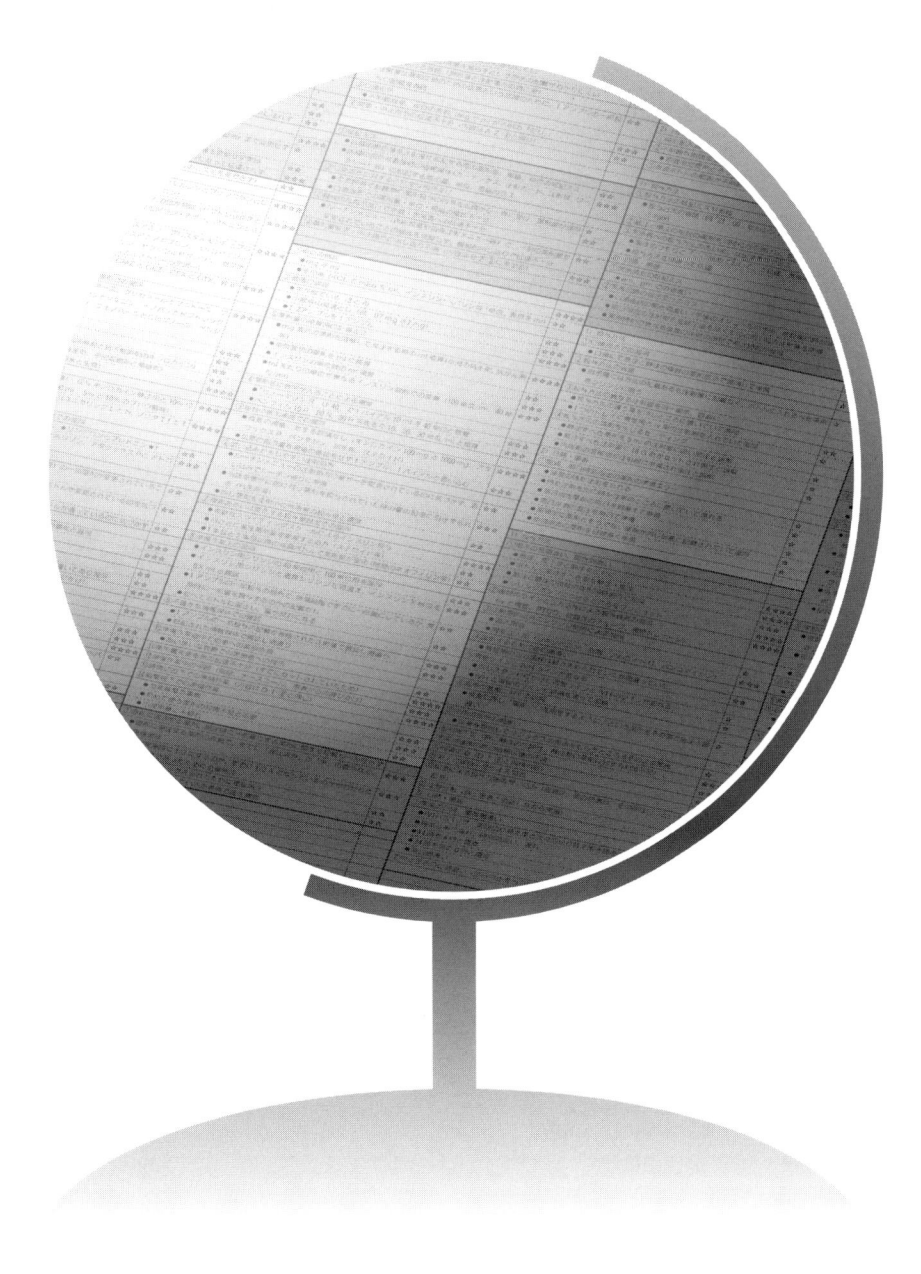

医学書院

川村治子　Kawamura Haruko

略歴：1978年金沢大学医学部卒業後，主に内科，呼吸器アレルギー，心身医学の臨床に従事．1992年九州大学で医学博士．1993年，旧厚生省九州地方医務局医療課長，病院管理や医療行政を学ぶ中で医療事故に関心を抱く．1997年杏林大学保健学部保健学科助教授，1998年同教授，現在に至る．1999年4月から2002年3月まで厚生科学研究費補助金による「医療のリスクマネジメントシステム構築に関する研究」の主任研究者として1万例以上のヒヤリ・ハット報告を収集・分析．2002年4月から2004年3月まで同補助金による「病院における医療安全と信頼構築に関する研究」の主任研究者として新人看護師の事故事例を分析．著書に『書きたくなるヒヤリ・ハット報告―体験から学ぶ看護事故防止のツボ』『ヒヤリ・ハット報告が教える内服与薬事故防止』『系統看護学講座統合分野「医療安全」』『医療安全ワークブック第2版』（以上医学書院より単著），また共著に，『JJNブックス 注射・点滴エラー防止―「知らなかった」ではすまない！事故防止の必須ポイント』（医学書院）などがある．

ヒヤリ・ハット11,000事例によるエラーマップ完全本

発　行	2003年7月1日	第1版第1刷Ⓒ
	2017年8月1日	第1版第7刷

著　者　川村治子
発行者　株式会社　医学書院
　　　　代表取締役　金原　優
　　　　〒113-8719　東京都文京区本郷1-28-23
　　　　電話　03-3817-5600（社内案内）
印刷・製本　アイワード

本書の複製権・翻訳権・上映権・譲渡権・貸与権・公衆送信権（送信可能化権を含む）は株式会社医学書院が保有します．

ISBN978-4-260-33289-7

本書を無断で複製する行為（複写，スキャン，デジタルデータ化など）は，「私的使用のための複製」など著作権法上の限られた例外を除き禁じられています．大学，病院，診療所，企業などにおいて，業務上使用する目的（診療，研究活動を含む）で上記の行為を行うことは，その使用範囲が内部的であっても，私的使用には該当せず，違法です．また私的使用に該当する場合であっても，代行業者等の第三者に依頼して上記の行為を行うことは違法となります．

JCOPY〈出版者著作権管理機構　委託出版物〉
本書の無断複製は著作権法上での例外を除き禁じられています．複製される場合は，そのつど事前に，出版者著作権管理機構（電話 03-3513-6969，FAX 03-3513-6979，info@jcopy.or.jp）の許諾を得てください．

はじめに

　医療事故防止の第一歩は，どこにどのような危険があるのかを知ることから始まります。危険は業務の流れや情報の伝達のなかにもありますし，扱っている薬剤や医療用具にも，環境のなかにもあります。あるいは，患者さんご自身がもっていることもあります。

　本書は，看護のヒヤリ・ハット1万事例をもとに，これらを知ろうとするところから始まりました。「人はどこでどのような誤りをなぜ犯すのか」，あるいは「どのような患者さんがどのような状況で転倒したり，誤嚥をしたりするのか」という事実を22領域の看護業務に分けて，1事例ごとに整理をした表（エラーマップ）とその解説から成り立っています。

　このエラーマップでは，抽象的な表現はできるだけ避け，読んでイメージを描けるように具体的に表現しました。できるだけ多くの看護師の皆さんに読んでいただき，看護業務に潜む危険要因を意識化してほしいと思っています。組織的な医療事故防止の取り組みが始まっていますが，個人の安全行動もこれまで以上に重要であることはいうまでもありません。1万人の体験が，安全行動をとるために知っておくべき大切なポイントを教えてくれるはずです。

　本書はまた，看護教員の皆さんにも是非読んでいただきたいと思っています。今現場ではどういったエラーが，なぜ発生しているかということがわかります。そのうえで基礎教育においても事故防止教育に取り組んでほしいと思います。

　エラーマップの作成を通じて，私は多くのことを学びました。その1つは，エラーとその発生要因を多角的に俯瞰できたことです。たとえば，注射の患者間違いを例にとりますと，個々の事例では，隣のベッドの患者さんと間違えたとか，同姓の患者さんと間違えたとか，患者さんが呼名に誤応答したとかで，エラーはせいぜい1～2要因で起きているのが通常です。しかし，全国から集めた事例からすべての患者間違いの要因を抽出すると，実に数十の要因があがってきました。多数の事例を分析することのメリットはまさにここにあります。

　もう1つは，エラーとその要因の多くが施設を超えて共通していることがわかったことです。事例のほとんどが，急性期医療を担う施設の看護部から提供されたものです。診療機能が似ていれば，看護体系も提供する医療サービスも似ていますので，当然エラーも似てくるはずです。事実，この数年来，新聞報道された重大な医療事故のほとんどが，ヒヤリ・ハット事例として存在していました。

　それともう1つは，エラー発生には業務領域を超えて共通性・法則性があるということです。表現形としてのエラーの内容はさまざまですが，本質的な背景要因はほぼ共通した10数要因に集約されるのではないかと思っています。組織的な医療安全の指導的立場に立つ方には，こうした遠近両視点から発生要因をみていただくと，中長期的な展望をもつうえで有用ではないかと思っています。

　さて，本書は（旧）厚生省の厚生科学研究費補助金による「医療のリスクマネジメントシステム構築に関する研究」（平成11～13年度）のなかの「看護のヒヤリ・ハット1万事例の分析」の成果を，できるだけ大勢の方と共有するためにまとめたものです。1事例ごとの「事実」整理は喩えれば，開墾地を鍬と鋤で耕し，やっと畝をつくったというところです。ここに読者の皆さまが種を蒔いて，花を咲かせてくださることを願っています。

　最後になりましたが，事例を提供していただきました218施設の看護部長，およびスタッフの皆さまに心からお礼を申し上げます。

平成15年4月25日

川村治子

CONTENTS

はじめに ——— iii

序 事例収集からエラーマップ作成まで

I 診療の補助業務におけるエラー発生要因と対策

注射

事例の整理方法 ——— 8
注射業務の6プロセスを設定 8／エラー内容6種類を設定 8／6×6＝36のマトリックスに事例整理 8／エラー発生要因を抽出し，事例数を示す 8

業務プロセスとエラー内容からみた事例数割合 ——— 10
業務プロセスからみた注射エラーの発生要因と対策 ——— 10
医師の指示に関するエラー 10／看護師の指示受け，準備者への申し送りに関するエラー 12／注射準備(混注など)に関するエラー 12／注射実施(施注)に関するエラー 14／注射される患者に起因するエラー 15／実施(施注)後の観察，管理に関するエラー 16

注射エラー発生要因 ——— 16
ヒューマンエラー防止の2つのアプローチ ——— 16
コラム：教育研修への効果的な利用 ——— 18

内服与薬

事例の整理方法 ——— 19
内服与薬業務の病院・病棟によるバリエーション 19／内服与薬業務6プロセスとエラー内容5種類によるマトリックスを想定 19／薬剤(内容)と量のエラーはサブグループに分類 20／一般病棟と精神病棟に分けて整理 20／各マトリックスごとにエラー発生要因を抽出し，事例数を半定量的に評価 20

業務プロセスとエラー内容からみた事例数割合 ——— 20
業務プロセスからみた内服与薬エラーと発生要因(一般病院) ——— 21
医師の指示に関するエラー 21／指示受け，薬剤科への手配，準備・与薬者への申し送りに関するエラー 22／与薬準備(配薬単位に分ける)に関するエラー 23／与薬(配薬)に関するエラー 24／与薬される患者に起因するエラー 26／与薬後の観察，管理に関するエラー 27

精神病院・病棟における内服与薬エラーの特性と要因 ——— 27
精神病院と一般病院のエラー内容の違い 27／対象エラーの発生は与薬形態と患者要因が関連 27／精神病院の対象エラー防止で望まれること 28

与薬エラーを生じさせる内服薬特有の5要因 ——— 28
複数の処方者の存在による混乱 28／与薬管理上，質的に異なる複数の薬剤の存在による混乱 28／用法・用量の異なる複数の薬剤の存在による混乱 30／薬剤科からの薬剤払い出し形態による混乱 30／複数の保管場所と保管形態上による混乱 31

5つの混乱要因への対策 ——— 31
内服与薬と注射エラー発生要因の比較 ——— 31
内服与薬エラー防止のキーワードは「情報」 ——— 31
コラム：内服与薬エラー発生要因マップの活用について ——— 33

チューブ類の管理

エラーの内容別事例数割合 ——— 34
エラー内容とチューブの種類からみた発生要因 ——— 35
はずれ 35／閉塞・開放忘れ 35／抜去 36／切断 37／そのほか 37

チューブ類の管理エラー・トラブル防止対策 ——— 37

輸血

業務プロセスからみた ABO 不適合輸血の発生要因 ―― 40
血液型特定におけるエラー　40／医師の輸血指示と看護師の指示受け（輸血伝票発行）に関するエラー　41／血液製剤の予約～交差用採血，交差適合試験のエラー　41／血液製剤受領～輸血準備に関するエラー　41／輸血実施に関するエラー　41

業務プロセスからみた ABO 不適合輸血以外のエラー発生要因 ―― 42
医師の輸血指示と看護師の指示受けに関するエラー　42／血液製剤の予約～交差用採血　42／血液製剤受領～輸血準備に関するエラー　42／輸血の実施に関するエラー　42／輸血中の観察におけるエラー　42

ABO 不適合輸血の発生要因と対策 ―― 42
業務プロセスからみた ABO 不適合輸血の発生要因と対策　42／3 種類の間違いに集約される ABO 不適合輸血　44／時間外や緊急時を想定した輸血事故防止マニュアル　46

ABO 不適合輸血以外のエラーと対策 ―― 47
コラム：輸血事故防止は実務教育が急務 ―― 47

検査関連

業務プロセスからみたエラーと発生要因 ―― 48
指示受けに関するエラー　48／準備に関するエラー　48／実施介助に関するエラー　49／終了後の観察　50

手術看護

業務プロセスにおけるエラー発生要因 ―― 51
手術の申込と受付に関するエラー　51／術前準備に関するエラー　51／術前処置に関するエラー　51／手術室搬入・手術台への移乗に関するエラー　52／麻酔に関するエラー　52／体位と装着器具，設備に関するエラー　52／手術器械準備に関するエラー　53／手術および介助に関するエラー　54／麻酔覚醒時のエラー　54／術後処置・整備に関するエラー　55／手術室から患者搬出に関するエラー　55／検体に関するエラー　55／麻薬に関するエラー　55

手術看護エラーの内容 ―― 55
病棟と手術室の情報・業務の連携エラー　55／ガーゼ・器械カウントと遺残　56／移送中および手術台からの転落　57／手術室における注射エラー　57

手術室におけるリスクの特異性 ―― 59

人工呼吸器，医療ガス

人工呼吸器関連事例のエラーと発生要因 ―― 60
電源の確保に関するエラー　60／回路に関するエラー　60／設定に関するエラー　60／加温加湿器に関するエラー　60

医療ガス関連のエラー・トラブルの内容と発生要因 ―― 61
酸素ボンベに関するエラー　61／酸素流量に関するエラー　61／酸素ラインに関するエラー　61／加湿器に関するエラー　62／中央配管に関するエラー　62

重要なエラーの発生要因と対策 ―― 62

II 療養上の世話におけるヒヤリ・ハット事象発生要因と対策

転倒・転落

対象事例 ―― 66
'near fall' と 'fall'　66／対象事例のほとんどは急性期病院の事例　66

事例の整理・分析方法 ―― 67
発生状況への看護師の介入の有無で 2 タイプに分類　67／2 タイプ 9 群の転倒・転落で

　　　　発生要因を分析　67／自力行動における転倒・転落を発生時間帯と患者年齢層で分析　67／自力行動における転倒・転落3群の発生要因　67／看護者の介入がからむ転倒・転落　68

A～H群の事例数割合 ―――――――――――――――――――――――――― 68
　　　　急性期病院における転倒・転落の発生構造　70／排泄行動とそれ以外に分ける理由　70

自力行動における転倒・転落の発生時間帯別，年齢層別の事例割合 ――――――― 71
　　　　自力行動における転倒・転落は深夜帯の高齢患者問題　71

自力行動における転倒・転落の発生要因と対策 ―――――――――――――――― 72
　　　　自力行動における転倒・転落における患者疾病群別事例数割合　72／自力排泄行動における転倒・転落　73／排泄以外の自力行動における転倒・転落　75／判断力が低下した患者の自力行動における転倒・転落　76

看護者の介入がからむ転倒・転落の発生要因と対策 ――――――――――――― 78
　　　　検査・処置・診察・手術台関連の転倒・転落（B群）　78／乳幼児のベッドからの転落（C群）　78／患者の生活行動介助中(車椅子以外)の転倒・転落（D群）　80／車椅子とベッド，トイレ間の移乗介助中の転倒・転落（E群）　81／車椅子乗車待機中の転倒・転落（F群）　81／体位変換，清拭時・後の転倒・転落（G群）　82

看護者の介入の有無で対策の考え方が異なる ―――――――――――――――― 82
転倒・転落防止はチームアプローチで ―――――――――――――――――――― 82
コラム：ヒヤリ・ハット報告を有効なものにしよう ―――――――――――――― 83

経管栄養

業務プロセスからみたエラーと発生要因 ―――――――――――――――――― 84
　　　　準備　84／実施　84／注入中の観察　84

重大なエラーと発生要因 ――――――――――――――――――――――――― 84
認知症患者の自己抜去への対応 ―――――――――――――――――――――― 85

経管栄養以外の食事

3種類のエラーの発生要因 ―――――――――――――――――――――――― 86
　　　　絶食すべき患者の摂食　86／配膳対象のエラー　86／食事内容のエラー　86

食事提供エラーの共通・重要要因 ――――――――――――――――――――― 87

摂食中の窒息・誤嚥

食事介助患者の窒息・誤嚥 ――――――――――――――――――――――― 88
　　　　介助中の誤嚥事例における患者の疾患名　88／摂食・嚥下のステージ別発生要因と対策　88

自力摂食患者の窒息・誤嚥 ――――――――――――――――――――――― 90
窒息・誤嚥発生後の対応 ―――――――――――――――――――――――― 90
誤嚥防止にもっと関心を ―――――――――――――――――――――――― 90

異食・誤飲

異食・誤飲の内容と患者疾病 ―――――――――――――――――――――― 92
異食の発見時の対応 ――――――――――――――――――――――――――― 93

入浴

ヒヤリ・ハット事象別発生要因 ――――――――――――――――――――― 94
　　　　転倒・転落　94／急変　95／溺水　95／熱傷　96／そのほか　96

入浴中の事故防止対策 ―――――――――――――――――――――――――― 96

熱傷・凍傷

熱傷 ―――――――――――――――――――――――――――――――――― 98

看護ケア用具関連　98／治療用具関連　99
凍傷 —— 99
　　　看護ケア用具関連　99／治療用具関連　99

自殺・自傷

自殺・自傷の手段と患者疾病からみた事例数割合 ———————————— 100
自殺・自傷患者の疾病名 ————————————————————————— 100
事例における自殺・自傷の具体的方法 ————————————————— 101
　　　縊首　101／投身　101／動脈切断　101／そのほか　102
自殺・自傷の予見の参考となる言動・病態・状況 ———————————— 102

暴力

事例における暴力の発生状況 ————————————————————— 104
　　　一般病棟における暴力の発生状況　104／精神病棟における暴力の発生状況　104
リスクマネジメントの視点での要因分析と対策の必要性 ———————— 105
暴力発生の予見 ——————————————————————————————— 106
発生時の回避方法への示唆 —————————————————————— 106

盗難

事例における盗難発生状況 —————————————————————— 107
犯人像の推測と対策 ————————————————————————— 108

Ⅲ そのほかのヒヤリ・ハット事象発生状況と対策

病態評価

事例の整理方法 ——————————————————————————————— 110
病態評価に関するヒヤリ・ハット重要事例 —————————————— 110

情報の記録・連絡

事例の整理方法 ——————————————————————————————— 112
情報の記録・連絡に関するヒヤリ・ハット事例 ———————————— 112
　　　情報の記録と看護師間の申し送り　112／医師への連絡　113

説明・接遇

事例の整理方法 ——————————————————————————————— 115
患者・家族への説明および接遇に関する事例 ————————————— 115
　　　看護師から入院患者・家族への連絡・説明・働きかけ　115／看護師から外来患者・家族への連絡・説明・働きかけ　116／入院患者とその家族の求めへの対応　116／外来患者・家族の求めへの対応　118

あとがき —— 121

さくいん —— 122

表紙・本文デザイン　菅谷貴太郎

序

事例収集から
エラーマップ作成まで

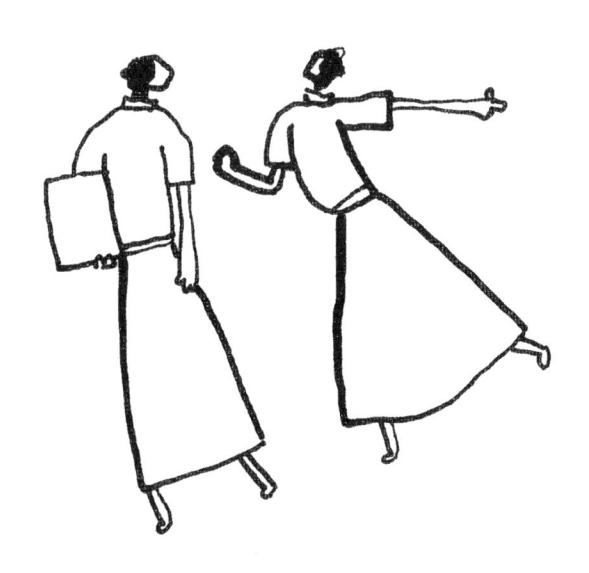

　全国300床以上218施設の協力を得て，自由記載によるヒヤリ・ハット11,148事例を収集した。これらを事例の領域特性に応じて，エラーとその発生要因を具体的に整理し，22種の表にまとめた。

序　事例収集からエラーマップ作成まで

本文に入る前に，看護のヒヤリ・ハット1万事例の収集からエラーマップ作成に至るまでの経緯を述べる。

■ 医療事故に関する厚生科学研究

平成11年初めの横浜市大病院手術患者誤認事故がきっかけで，平成11年度に(旧)厚生省より厚生科学研究費補助金をもらい「医療のリスクマネジメントシステム構築に関する研究」班を急遽立ち上げることになった。わが国では医療事故に関する先行研究はほとんどなく，研究協力者を探すことから，研究の方法論まですべて手探りのなかで，まずエラーの現状を知るために集めやすいヒヤリ・ハット事例を収集して分析しようと思い立ったのが発端である。

■ 看護の事例を対象にした理由

なぜ，看護の事例を収集したのかと尋ねられることがある。結果的には看護事故に研究の軸足を移さざるを得なくなったが，当初はあくまで病院全体のシステム上の問題を考えるために看護の事例を収集した。その理由は4点ある。

1点目は，看護部門は24時間患者の最前線にいて，一般的な医療サービスの最終的な提供者になることからエラーが顕在化しやすいが，彼らのエラーにはしばしばシステム上の問題も反映されやすい。

2点目は，看護部門が堅固なピラミッド組織をもっていることである。看護部長を頂点として，指揮命令系統や情報収集のネットワークがしっかりしている。

3点目は，看護職員は病院の約半数を占め，エラーの当事者としてばかりではなく，関係者や目撃者としても存在し，リスク情報を収集しやすい立場にいる。

4点目は看護部がもともと自主報告制度をもっていたことである。ヒヤリ・ハット体験の報告制度は，わが国の産業現場で古くから取り入れられてきたボトムアップ的事故防止手法であるが，医療では多くの看護部門が以前よりこの報告制度をもっていた。ただ，事例を分析して組織的な事故防止に役立てるというよりも，むしろ個人指導による看護の質の向上を目指すものであった。目的は異なるものの，すでに報告制度が根づいているので研究にも協力してもらいやすい。

このように考えたからである。

■ 対象施設の選定

事例数として1万事例を目指した。1施設50事例を提供してもらうと仮定して，施設数として200施設を想定した。協力してくれる施設の割合を25％と見積って，約800病院に協力を依頼しようと考えた。病院要覧で全国300床以上の病院約1,500施設から，すでに協力を断られていた施設を除いて，ほぼランダムに約半数の777施設を選んだ。777施設と「7」を3つ並べたのは縁起を担いだわけではなく，応諾の可否の返信用のはがき800枚のうち，たまたま23枚のミスプリントが発生したためである。

300床以上の病院を選んだのは，ほとんどが急性期医療を担う病院で，かつ看護職員が多く収集しやすいと考えたことによる。看護部長あてに郵送にて研究の趣旨とヒヤリ・ハット事例の験提供の依頼文書を送付した。

■ 研究協力施設218施設

平成11年当時はヒヤリ・ハット事例といえども，病院外に事故情報を出すことには現在よりもはるかに抵抗が強かったため，どれほどの施設が協力してくれるかと心配だった。困難は予想していたものの，期待していた施設の多くから断られた。しかし一方で協力を申し出てくれる施設もあり，結果的には190施設が協力を応諾してくれて，やっと研究の目途がついた。最終的に協力施設数は個人的ルートで依頼した28施設も加えて，計218施設(一般病院213施設，精神病院5施設)となった。

■ 自由記載で収集

調査書式(表1)を送付した。書式の内容は，①体験者の部署，②体験時の卒後経験年数，③体験時の時間帯，④ヒヤリ・ハット体験の内容，防止できた理由および自らが得た教訓，である。なお，体験の期間をいつからいつまでというような限定をせず，印象に残るものを記載するよう依頼した。A4の紙面のほとんどを体験に関する自由記載部分とした。要因を示して選択してもらう書式にせずあえて自由記載としたのは，エラーの発生状況を知るにはコンテキスト(文脈)が重要であり，カテゴリー化するとかえってわかりにくくなること，こちらの先入観で要因を誘導する危険性を避けたかったこと，それに定量的な分析よりもエラーの発生状況を定性的に分析することを重視したかったからである。

各施設内での収集方法は施設に任せ，自由意思で提出されたものを2か月かけて回収した。

序 事例収集からエラーマップ作成まで

看護事故防止のための研究でヒヤリ・ハット体験（ニアミス体験など）を収集しています。これまでの職業経験を回想していただき、最も印象に残るヒヤリ・ハット体験について、以下の書式にてお書きください。

ヒヤリ・ハット体験報告

①部署：①外来　②病棟：診療科（　　　）③その他（　　　）
体験の時間帯：　午前・午後（　　）時ごろ
体験者の経験年数：①2年未満　②2年以上5年未満　③5年以上15年未満　④15年以上

②分類（　　）：左記の分類で記入してください。

③「ヒヤリ・ハット」の内容
どのような患者さん（年齢・病態・障害・服薬状況など）に、どのような状況のとき（業務の流れや周辺状況との関係など）に、何が起き（かけ）たか、なるべく詳細に書いてください。

④未然に防ぎ得たことであれば、なぜ防止できたのですか？

⑤この体験で得た教訓やアドバイスはありますか？

表1　調査書式

		ヒヤリ・ハット体験の領域別分類
療養上の世話	1	転倒・転落
	2	誤嚥・誤飲・異食
	3	食事に関すること（誤嚥を除く）
	4	熱傷・凍傷
	5	抑制に関すること
	6	入浴に関すること（転倒、熱傷、溺水、急変）
	7	排便に関すること
	8	自殺、自傷
	9	無断離院・外泊・外出に関すること
	10	院内の暴力・盗難など
医師の診療の補助	11	内服与薬（外用薬も含む）
	12	注射（点滴・IVHを含む）
	13	輸血
	14	麻薬に関すること
	15	機器類操作・モニターに関すること
	16	チューブ類の管理に関すること
	17	検査に関すること（内視鏡を含む）
	18	検査に関すること（内視鏡を除く）
	19	手術に関すること
	20	分娩に関すること
	21	医療ガス（酸素、笑気など）に関すること
観察情報	22	患者観察、病態の評価に関するもの
	23	情報の記録、医師への連絡に関すること
	24	患者・家族への説明、接遇に関すること
その他	25	設備、備品、環境に関するもの
	26	院内感染に関するもの
	27	その他

序　事例収集からエラーマップ作成まで

■ 収集総数は 11,148 事例

収集総数は，当初の目標1万事例を越え11,148事例に上った。内訳は，療養上の世話に関連する事例が全体の約3割で，その半分が転倒・転落事例であった。一方，医師の診療の補助業務の事例は全体の6割で，うち内服と注射(点滴・IVHを含む)事例が3/4を占めていた。薬剤関連の事例が全体の半数を占めた(表2)。

■ 事例を EXCEL シートに入力

Ａ4用紙では数千事例を扱うにも不便であることから，全事例を領域別にEXCELシートに入力することに決めた。しかし，1事例は平均300字程度でしかも手書きであることから入力を外注すると相当費用がかかることがわかった。また，事例を外部に出すことに対して，事例提供施設への配慮もあって，現在勤務している大学の学生にアルバイトで，授業の合間や放課後に大学のコンピュータ実習室の一角を借りて入力してもらった。20数人で2か月かかったが，市価の1/5の費用で済んだ。

■ 事実整理の重要性への気づき

自由記載の膨大な事例を前にして，いざ分析しようとすると途方にくれた。多数事例の分析と個々の事例の分析では当然手法が異なるはずである。米国の文献を探したが，多数事例の定性分析に関するものは見つけられな

表2　看護のヒヤリ・ハット1万事例　領域別事例数と割合

領域		'出来事'(事故・ヒヤリ・ハット体験など)の領域別分類	事例数	%	小計
療養上の世話	1	転倒・転落	1,754	15.7	(小計) 31.3%
	2	誤嚥/誤飲・異食	353	3.2	
	3	食事に関すること(誤嚥を除く)・経管栄養	205	1.8	
	4	熱傷・凍傷	58	0.5	
	5	抑制に関すること	244	2.2	
	6	入浴に関すること(転倒，熱傷，溺水，急変)	180	1.6	
	7	排便に関すること	33	0.3	
	8	自殺，自傷	219	2.0	
	9	無断離院・外泊・外出に関すること	320	2.9	
	10	院内での暴力・盗難など	126	1.1	
医師の診療の補助	11	内服与薬(外用薬も含む)	1,438	12.9	薬剤関連 46.7% / (小計) 61.1%
	12	注射(点滴・IVHを含む)	3,496	31.4	
	13	輸血	156	1.4	
	14	麻薬に関すること	112	1.0	
	15	機器類操作・モニターに関すること	241	2.2	
	16	チューブ類のはずれ・閉塞に関すること	700	6.3	
	17	検査に関すること(内視鏡)	62	0.6	
	18	検査に関すること(内視鏡を除く)	260	2.3	
	19	手術に関すること	241	2.2	
	20	分娩に関すること	59	0.5	
	21	医療ガス(酸素，笑気など)に関すること	52	0.5	
観察情報	22	患者観察，病態の評価に関するもの	203	1.8	(小計) 3.4%
	23	情報の記録，医師への連絡に関すること	62	0.6	
	24	患者・家族への説明，接遇に関すること	119	1.1	
その他	25	設備，備品，環境に関すること	105	0.9	(小計) 4.1%
	26	院内感染に関すること	0	0	
	27	その他	350	3.1	
		合計	11,148	100	

かった。そこで，個々にSHEL分析をして積み重ねようとしたり，そのほかに産業界で示されていた種々の分析手法を試してみたがどれもしっくりいかなかった。

それでも何とか簡単にできる分析方法を見つけようとさまざまな書籍をあたり，インターネットで検索した。悪戦苦闘の数か月が続いたあとに，夢の分析ソフトなどありえないとようやく悟った。最も本質的な疑問に立ち返って，「人はどこで（何をしようとして），どのようなエラーを，なぜ犯すのか？」の事実を，1例，1例整理していくしかないと覚悟を決めた。

■ 色分けしたマトリックスで表現

事例の整理の方法は決まったが，次の難問は，多数の事例から抽出した「人はどこで，（何をしようとして），どのようなエラーを，なぜ犯すのか？」という事実をどう表現すればよいかということである。ただ羅列しても，どこにどのような危険があるのかを理解してもらえない。実務に照らして理解してもらえる表現を考えた結果，注射事例は，業務6プロセスとエラー内容6種からなる36のマトリックスを作成し要因を整理していく方法に辿りついた。どのプロセスに起因してエラーが発生したかがわかると，個人も組織も対処しやすいと考えたからである。このマトリックスの表を地図に見立てて，「注射エラー発生要因マップ」と名づけた。

ところが，実際に表づくりを始めると，事例の多い大きなマトリックスのサイズに事例の少ないマトリックスも合わさざるを得ないため，空白の多いぶかっこうな表になった。そこでコンパクトにするために，色でマトリックスを区分けすることを思いついた。カラフルになったおかげで，作業の苦しさも軽減された（作者としては，実はこの色づけのアイデアこそが最大のヒットと自画自賛している）。

■ 注射エラーマップの完成

エラーマップはそれぞれ完成するまでにほぼ10行程を辿る。例として，注射エラー発生要因マップ（略：注射エラーマップ）作成の行程を述べる。まずEXCELシートの全事例から，①重要な要因に関する記載を抽出する，②どの業務プロセスに起因した何のエラーかによって事例に番地づけを行う，③全事例を2回程度通して読み，発生要因に関する小項目のキーワードを30～40個拾い上げ，番号をつける，④1事例ずつていねいに読み，要因の番号を入力する，⑤事例をEXCEL上で番地順，要因番号順に並び替える，⑥似た要因を集約して中項目のキーワードを設定し番号をつけ入力する，⑧事例を中項目の番号で並べ替える，⑨番地に従って各マトリックスに，①で抽出していた要因を貼り付ける，⑩貼り付けた文章を適切なサイズに揃える，⑪マップの体裁を整え，事例数をつける，である。

④の行程が最も時間がかかった。注射事例の整理は3,496事例のうち針刺し事故などを除いて，情報上分析可能な事例が約2,800例と多く，1日100例を目標にしたが，当初は慣れないこともあって30例もみると疲れて気分が悪くなり，遅々として作業が進まなかった。

■ 事例の特性に応じた整理方法を採用

1年間にほぼ1/3ずつ分析してきた。11年度は注射事例，12年度は内服与薬と転倒・転落事例である。この3領域で全体の2/3を占めた。最終年度の13年度は残り19領域である。

注射や内服などは同じ整理方法でよかったが，事例の領域で特性が異なり，画一的な整理方法では難しいことがわかった。事例は大きく2群に分かれる。1つは，注射などの積極的な医療的介入のなかで発生した事例で，看護業務でいえば，医師の診療補助業務の事例である。もう1つは医療的介入のない事例で，多くは療養上の世話に入る事例である。前者の事例は，業務形態上さらに2つに分かれる。与薬や輸血などのように複数部門・スタッフが連携する業務形態をとる事例と，チューブ類の管理のようにそうでない業務の事例である。

後者の事例もまた2つに分かれる。看護師介助中の転倒や誤嚥のように看護技術が事象の発生に直接かかわる事例と，自力行動中の転倒のようにかかわらない事例である。看護業務の多様性から事例もまた多様である。このことが他部門とは異なる看護事例の最大の特性である。業務形態や特性に応じて，何を知りたいか，あるいは何を知れば事故防止に役立つかも当然違ってくるはずである。事例の特性に応じて，どのような形に整理すればわかりやすいかを考えるのが難しかった。

■ 領域と整理方法によって命名の違い

領域と整理方法の違いもあって，本書に添付されている22領域の整理表には，命名に若干の違いをもたせている。まず，注射など医師の診療補助の事例で，マトリックスで整理した領域は「○○エラー発生要因マップ」，そうできなかったものは「○○エラー発生要因表」，一

序 事例収集からエラーマップ作成まで

方，療養上の世話とそのほかの事例では，患者自らの要因が事象の発生に大きく関与し，必ずしも看護側のエラーとはいえない事例も多いことから，それぞれ，「○○ヒヤリ・ハット発生要因(状況)マップ」，「○○ヒヤリ・ハット発生要因(状況)表」と名づけ，厳密にはこうした違いがあるが，略してエラーマップと総称して本書の題名に用いた。

I

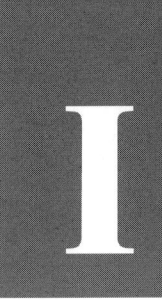

診療の補助業務における
エラー発生要因と対策

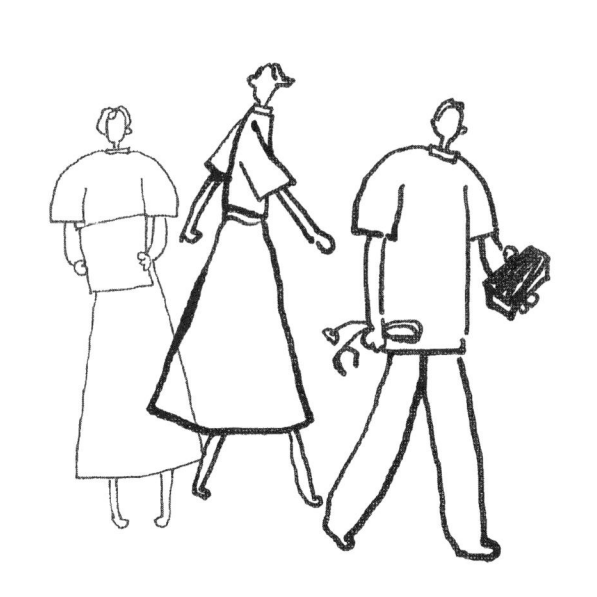

　診療の補助業務に関する事例は全体の6割を占めた。そのうち，業務プロセスが存在する領域(例：注射・内服，輸血，検査など)では，業務プロセスとエラー内容からなるマトリックスで発生要因を整理した。つまり，人はどこでどのような誤りをなぜ犯すのかを表現する形である。
　一方，業務プロセスが存在しない領域，たとえば，チューブ類の管理の事例ではエラー・トラブルの内容とチューブの種類からなるマトリックスで要因を整理した。つまり，どのようなチューブで，どのようなエラーやトラブルがなぜ起きるのかを表現しようとした。そのほか，人工呼吸器，医療ガス事例では，エラーやトラブルの項目のみで要因の整理を行った。

I 診療の補助業務におけるエラー発生要因と対策

1 注射

　注射事故はその頻度および結果の重大性ともに，医療事故防止上最優先に取り組む課題である。注射(点滴，IVHも含む)業務プロセスのどこでどのようなエラーが，どのような要因で発生しうるのかを整理し，「注射エラー発生要因マップ」(以下，注射エラーマップ)として表わした。この注射エラーマップにより抽出した発生要因に対して，個人，組織および組織以上のレベルでどのような対応が求められるかを検討した。

　対象事例は，注射(点滴，IVHも含む)3,496事例のうち，針刺し事例など患者への影響のない事例を除き，情報上分析可能な2,766事例である(別表:「注射エラー発生要因マップ」)。

事例の整理方法

■ 注射業務の6プロセスを設定

　注射業務のどこでどのようなエラーが発生するのかを知るために，まず注射業務のプロセスを理解しなければならない(図1)。前日までに入力オーダーされたり，手書き注射箋(注射伝票)が発行されて，注射指示情報が薬剤科に伝達され，前もって病棟へ払い出された薬剤を受領し実施する場合(定時注射)と，臨時や緊急指示で病棟保管薬を一次的に借用して実施する場合(臨時注射)が存在する。指示受けから実施までの看護師のかかわり方にも医療機関(以下，病院)によって差がある。とくに定時注射の場合，注射の準備から実施までに複数の看護師が連携していく病院と受け持ち看護師が準備から実施まで行う病院がある。また，臨時注射も指示を受けた担当看護師が処置係(注射係)に準備・実施を依頼する病院と患者の受け持ち看護師自らが実施する病院がある。

　病院あるいは病棟によってさまざまなバリエーションがあるが，一応，注射業務のプロセスを以下の6プロセスに分類した。「A.医師の指示」「B.指示受け〜(薬剤科への手配)〜注射準備者への申し送り〜薬剤の受領」「C.注射(点滴，IVHを含む)準備(混注など)」「D.実施(施注)」「E.対象患者(注射をされる対象)」「F.実施後の観察および管理」である。ここでE.対象患者を加えたのは，実施対象の要因も存在することから1つのプロセスとみなした(本来は，BとCの間に薬剤科での薬剤を取り揃えるプロセスが存在するが，看護の事例であるので省略し，薬剤科におけるエラー発生要因に関しては検討していない)。

■ エラー内容6種類を設定

　エラー内容としては，「1.対象(患者)エラー(これには2種類ある。点滴をほかの患者にしようとした行動のエラーと，ほかの患者の点滴を当該患者の点滴と間違う認知・判断のエラーの両者が含まれる)」「2.薬剤(内容)エラー」「3.薬剤量エラー」「4.投与方法・日時・順番のエラー」「5.投与速度エラー(手動調節と輸液・シリンジポンプ)」「6.そのほかのエラー」の6種類とした。

■ 6×6＝36のマトリックスに事例整理

　縦枠に注射業務6プロセスと横枠にエラーの内容6種類，6×6＝36のマトリックスを想定した。ヒヤリ・ハット2,766事例をエラー内容とその主たる発生要因が業務プロセスのどこに存在したかによって，各々のマトリックスに整理した。この際，1つの事例で複数の業務プロセスの要因がからむ事例に関しては，主たる業務プロセスで判断した。次に，各マトリックスで事例数を数え全体に対する割合を計算した。

■ エラー発生要因を抽出し，事例数を示す

　各マトリックスの事例の記載から具体的要因を抽出し，内容別にまとめて整理した。この際，要因が複数記

図1 注射業務のプロセス

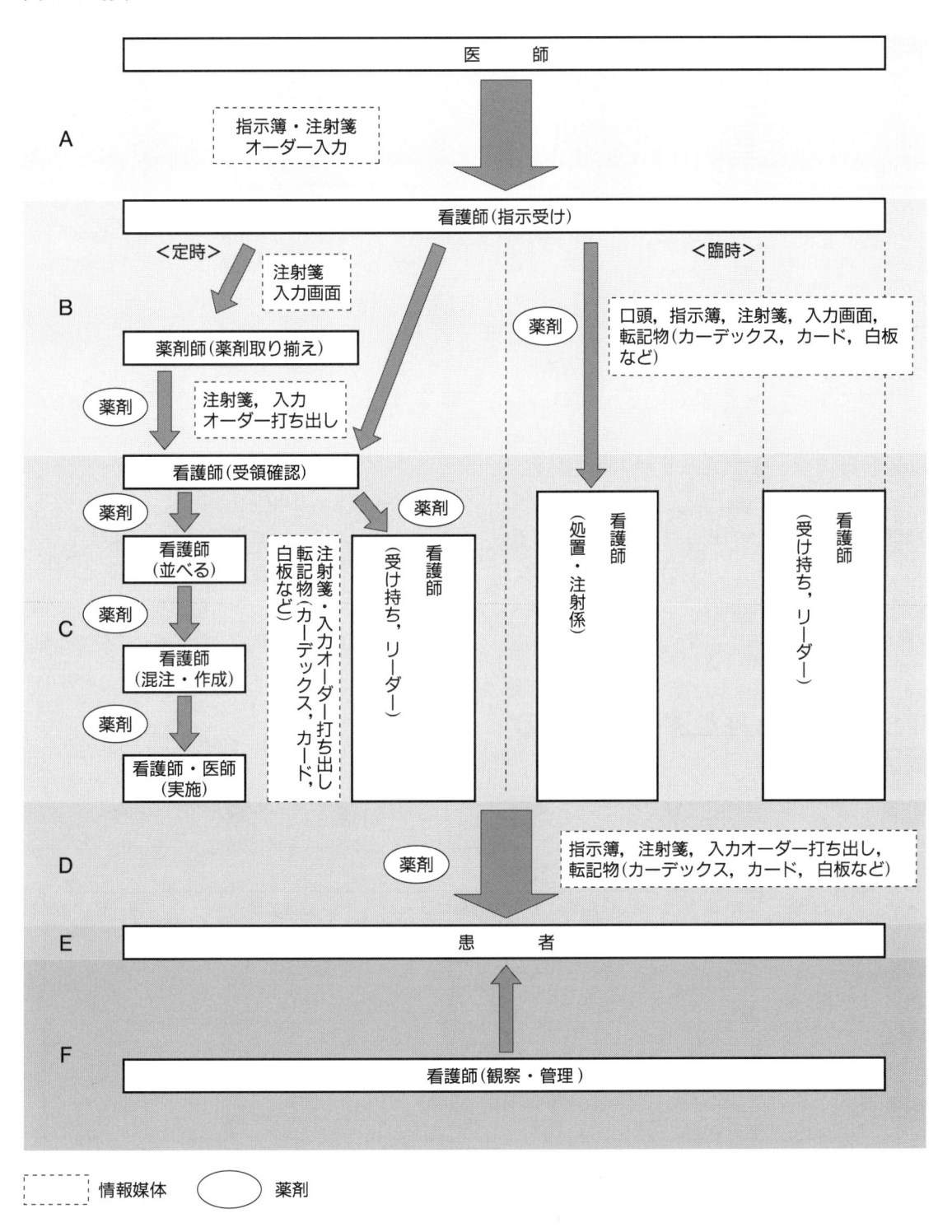

A 医師 → 指示簿・注射箋 オーダー入力 → 看護師（指示受け）

B ＜定時＞ 注射箋入力画面 → 薬剤師（薬剤取り揃え）
＜臨時＞ 口頭，指示簿，注射箋，入力画面，転記物（カーデックス，カード，白板など）

薬剤 → 注射箋，入力オーダー打ち出し → 看護師（受領確認）

C 薬剤 → 看護師（並べる） → 薬剤 → 看護師（混注・作成） → 薬剤 → 看護師・医師（実施）

注射箋・入力オーダー打ち出し，転記物（カーデックス，カード，白板など） → 看護師（受け持ち，リーダー）

薬剤 → 看護師（処置・注射係）

看護師（受け持ち，リーダー）

D 薬剤 指示簿，注射箋，入力オーダー打ち出し，転記物（カーデックス，カード，白板など）

E 患者

F 看護師（観察・管理）

凡例：[ ] 情報媒体　○ 薬剤

載されている事例においてはすべてあげた。また複数のプロセスに要因があれば，それぞれのプロセスにあげた。

事例数に関しては，自由記載の表現内容からみた事例数であることから，事例数そのものの数字をあげることは適していないと考え半定量的に表現することにした。事例数の目安として4段階で表している。「☆☆☆☆」は10例以上，「☆☆☆」は5～9例，「☆☆」は3～4例，「☆」は1～2例である。

業務プロセスとエラー内容からみた事例数割合(表1)

　今回の事例は，個人がこれまで体験したヒヤリ・ハット事例のうち印象に残ったものを，自主的に提供してもらったもので，その収集にはすでにバイアスがかかっていると思われる。したがって，各エラー内容と各業務プロセスでの収集事例割合が，実際のインシデントや事故の発生割合を反映するものとは限らない。しかし，今後の注射事故防止の参考とするためあえて事例数と全事例に対する割合を示した。

● 実施時に起因した対象エラーが事例の1/3を占める

　各マトリックスのうち，実施時に起因した対象エラーが921/2,766事例(33.3％)と最も多く，次に注射準備時における薬剤内容および量のエラーが各々436/2,766(15.8％)，224/2,766(8.1％)と多かった。患者間違い体験は各人にとって印象に残りやすいことから，優先的に報告されて割合が高くなった可能性もあるが，921事例/(総事例数)11,148事例(8.3％)という高率で体験者が存在した。

業務プロセスからみた注射エラーの発生要因と対策

　各業務プロセスでの主な要因をあげて，対策について検討した。

■ 医師の指示に関するエラー

　ここでは，主に手書きの指示における表現とその伝達上の問題が存在する。

● 医師のエンボスカードの押し間違い，入力画面の間違い

　手書き伝票を用いる病院では，患者名をエンボスカードでプリントしている施設は多い。この押し間違いが看護師の対象エラーの発生要因の1つにもなっていた。同姓やとくにカタカナ表示上，似た名字のカードで押し間違いが生じた事例があがっている。

　病棟で主治医名などの情報をカードの上に記すことによって，こうしたエラーの発生を防止しうる。

　また，オーダリングシステムの病院では，入力する患者画面を間違えた事例もあった。

● 指示の記載ルールの不統一や一部省略

　薬剤量の記載が1日量か1回量か統一されていないことや，複数の規格がある薬剤で単に「1アンプル」という記載，抗生剤などで略号での記載が誤解を生むことがある。また，当然知っているはずと投与方法を省略したことや，前回の指示と同じだからと投与速度や投与時刻を省略したことが看護師のエラーにつながっていた事例もあった。

　手書き伝票を用いる病院では，記載ルールを統一する

表1　注射業務プロセスとエラー内容からみた事例数割合

	1. 対象エラー	2. 薬剤エラー	3. 薬剤量エラー	4. 投与方法エラー		5. 速度エラー		6. その他のエラー	計
				方法	日時・順番	手動調節	輸液ポンプ		
A. 医師の指示	11	24	19	15	1	3	0	0	73
	0.4%	0.9%	0.7%	0.5%	0.0%	0.1%	0.0%	0.0%	2.6%
B. 指示受け〜申し送り	5	37	14	8	9	5	1	3	82
	0.2%	1.3%	0.5%	0.3%	0.3%	0.2%	0.0%	0.1%	3.0%
C. 注射準備(混注等)	47	436	224	14	10	5	22	52	810
	1.7%	15.8%	8.1%	0.5%	0.4%	0.2%	0.8%	1.9%	29.3%
D. 実施(施注)	921	136	59	114	36	82	149	64	1,561
	33.3%	4.9%	2.1%	4.1%	1.3%	3.0%	5.4%	2.3%	56.4%
E. 対象(施注される)患者	25	0	0	0	0	0	5	26	56
	0.9%	0%	0%	0%	0%	0%	0.2%	0.9%	2.0%
F. 実施後の観察および管理	2	22	1	2	0	43	13	101	184
	0.1%	0.8%	0.0%	0.1%	0%	1.6%	0.5%	3.7%	6.7%
合計	1,011	655	317	153	56	138	190	246	2,766
	36.6%	23.7%	11.5%	5.5%	2.0%	5.0%	6.9%	8.9%	100%

〈上段：事例数　下段：事例割合〉

ことは，正確な情報伝達のために最も重要である。

● **不明瞭な口頭指示，とくに不正確になりやすい緊急時の口頭指示**

単位で'mg'か'ml'かわからない「ミリ」という口頭表現や2規格存在する薬剤での「1アンプル」という表現，投与方法が不明確な「○○いって」という表現などが要因としてあげられていた。口頭指示は単位や規格，投与方法の伝達エラーが発生しやすい。一般に聴覚情報は視覚情報に比べて意味を伝えることに劣っている。とくに，緊急時の口頭指示では数種類の薬剤を医師が一斉に指示することもあり，指示の受け手に記憶ミスも生じやすい。医師の伝え方，受け手の看護師の確認の仕方をルール化しておかなければならない。また，看護師は施注する前に必ず「○○……します」と発声することも重要である。

しかしながら現実には，ルール化していても緊急時の口頭指示では，ルールは守られにくい。したがって，病棟保管の救急注射薬は基本的に1つの規格，低容量のものしか置かないことも重要である。

● **伝達エラーが生じやすい複雑あるいは変化する指示**

複雑な指示や変化する指示，たとえば，「滴下速度が点滴ボトルごとに変化する」「小児用量などで○倍に希釈してそのうち○○ccの使用」「日ごとに漸減する薬剤量（ステロイドなど）」などは，受け手に認知・判断上のエラーが生じやすい。

医師は指示を出す際に重要かつ，変化している指示の箇所を，受け手に正確に伝達されるよう，マーキングするなどの配慮も必要である。

● **伝達エラーが生じやすい変更・中止の指示**

変更・中止指示の伝達に関するヒヤリ・ハット事例は非常に多かった。患者の病態に応じて指示変更がしばしば起きることも，医療現場の特殊性である。とくにたびたび指示の変更があるケースで起こりやすい。また，医師の変更の指示出しの時間帯も影響していた。看護師の勤務帯の変わり目は引き継ぎを焦る受け手の看護師との間で伝達が不十分になりやすい。また，準夜帯などの看護師が病室回りで不在なときに，カルテに変更の指示のみを記載していくやり方は，看護師のチェックが漏れる可能性がある。夜勤帯での指示変更の出し方も決めておかなければならない。

一方，受け手の看護師も指示受け後に指示簿にはサインをするが，複写になった注射箋やカーデックスやワークシートなど，転記情報のすべてを変更することを忘れることがある。こうした転記物が情報の伝達媒体となっていれば，結局変更前の指示が継続される。医師の変更・中止指示は，病態変化に応じてなされたきわめて重要な情報である。指示する側，指示受け側の両者のルールとチェックシステムを考えたほうがよい。

● **定型処方に引きずられやすい非定型処方の伝達**

医師は，術前・後や検査前・後などの定型的な注射処方を患者の条件に応じて投与内容や量に若干のバリエーションをつけて指示を出すことも多い。指示受けや準備の看護師は，頻度の多い定型的な処方の記憶に引きずられてエラーが生じた事例も多くあがっている。同時にバリエーションの意味を伝達することによって，機械的な情報から意味情報に変わり，受け手への伝達が正確になる。こうした両者間のコミュニケーションが習慣化すれば患者情報が共有され，チームモニターとしての機能が高まり，エラーを未然に防止することにも貢献する。

● **一部省略された注射箋でのエラー**

医師は指示簿には正確に記載しても，注射箋では一部が省略することがある。診療録にセットされている指示簿は，医師の指示で最も詳細である。一方，同時に記載する注射箋は薬剤払い出しのために発行するという認識で，その記載が指示簿に比べて簡略化されることがある。また，記載すべき薬剤の種類が多い指示ではスペース不足からこうした省略も起こりやすい。たとえば，1アンプルの一部を投与するという指示や投与方法などが省略される。注射準備や実施する看護師が指示の確認媒体として，この注射箋を用いていればエラーが生じうる。重症者は，そのつど医師の指示簿に戻って確認をするという対応で区別していても混乱が生じやすい。

基本的に，情報伝達媒体は複数存在しないほうがよい。オリジナルの指示簿の指示が薬剤科への伝票として，また看護師間の伝達媒体として最終的に患者のベッドサイドまで持参されることが正確，かつ効率的である。しかし，カーボン複写の場合は枚数が多いと不鮮明になるなど問題も多い。

オーダリングシステムが整備されている病院が増えてきている。入力ミスや出力書式上の問題はあるものの，今後運用しやすい情報システムが整備されると，こういった複数の情報伝達媒体からくる伝達上の問題は解決される。

● **チェック困難な医師の指示記載・入力エラー**

注射指示が薬剤科に回れば，薬剤師の処方監査によって医師の記載・入力エラーがチェックされうる。しか

し，それには限界がある。指示薬剤にしては薬剤量が多いときや，患者年齢(小児など)にしては薬剤量が多いときに発見されるにすぎない。それ以外のエラーは，患者の病態や治療情報を共有していない限りチェックは不可能である。

一方，臨時の指示で病棟保管薬から借用して注射するときは薬剤師のチェックは当然入らない。チェックは指示受けした看護師に任されるが，薬剤に対する知識がなければエラー発見は困難である。すなわち，医師の指示エラーは，医師自らのチェック力にかかっているといっても過言ではない。しかし，思い込みによる記載・入力エラーはセルフモニターがききにくいため，当人には発見は困難である。

抗がん剤などは，薬剤科や看護師ともプロトコールや薬剤量の算定根拠に関する情報を共有し，確実なチェックができる仕組みをもっておかなければならない。

■ 看護師の指示受け，準備者への申し送りに関するエラー

● 転記ミス～転記物を確認媒体として使用する危険性

医師の指示を2次的に転記した物が，看護師間の情報の伝達媒体としてしばしば用いられている。カーデックス，ワークシート，注射板，白板，個人用のメモなどである。看護業務を円滑に進めるための1つの方法であろうが，これらへの転記ミスがこの過程における最も重要なエラー発生要因である。複数の伝達媒体の存在そのものが，情報伝達のミスを生じさせやすい。転記の機会はできる限り少なくすることが望ましいが，少なくとも転記物を注射薬の情報伝達や確認のための媒体としては用いないことである。

■ 注射準備(混注など)に関するエラー

この過程では，薬剤のデザイン上の問題による混同，作業環境や作業動態に関する要因があがっていた。

● エラーを誘発する薬剤のデザイン

アンプル，バイアルの形状，ラベルや文字の色，名称や薬効上類似した薬剤や複数の規格のある薬剤でのエラーに関する事例が多数あげられていた。急性期医療を担う地域の中核的な病院で採用されている注射剤だけでも400～800種に上るという。そのなかには類似した外観の薬剤も多い。まず，各施設の採用薬剤でエラーを誘発しやすい類似薬剤を同定し，とくに危険な薬剤については薬理作用の違いについて各人の認識を徹底することである。とくに新人の教育研修の場に，薬剤科からこういった薬剤に関する資料が写真付で提供されると効果的である。

そのほか，注射薬と見間違うようなバイアルに入った内服薬もあり，表示ラベルのデザインも含めて，現場からのエラー防止の意見をメーカーに伝えられる環境づくりが重要である。

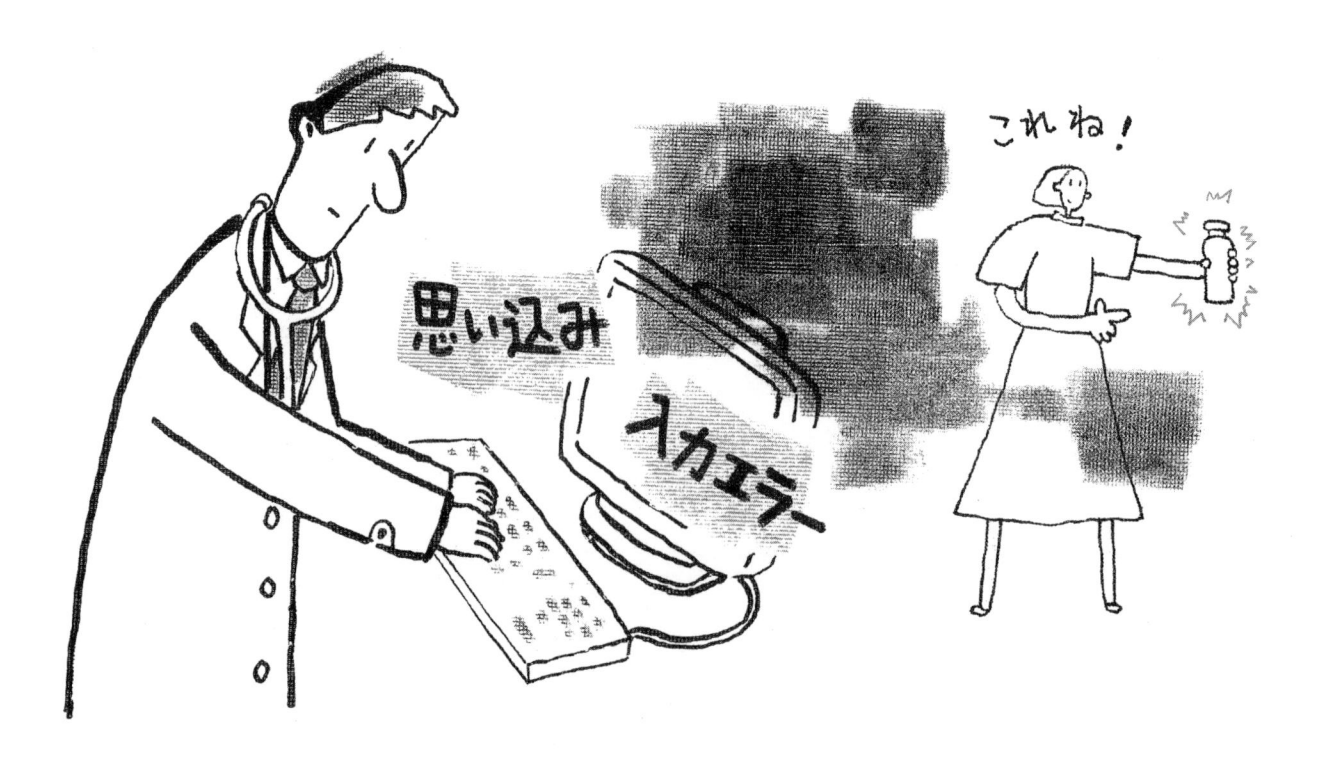

● エラーを誘発する医療用具のデザイン

　医薬品ばかりでなく医療器具，輸液・シリンジポンプでもエラーを生じさせやすいデザイン上の問題が存在する。とくに輸液ポンプは，新旧によって異なる操作設計がエラーを誘発した事例もあった。新規に器具，機器を採用する際にも，こうしたデザインのエラー誘発性の観点からのチェックも必要である。

　医療の進歩によって，医療現場には多種多様な「モノ」が開発・導入されてきた。事故防止の視点で人間と「モノ」とのインターフェースを改善することに関して，医療は産業領域に比較しきわめて遅れている。開発や認可の段階での検討が望まれる（注：すでにメーカーや行政レベルでの改善が始まっている）。

● エラーを誘発する処方のバリエーション

　ルーチン処方の一部に薬剤，量のバリエーションがある指示や，継続的な処方の内容や量が途中変更されていても，準備者は思い込みでエラーを起こしやすい。これは医師の指示のところで述べたのでここでは省略する。

● 注射準備作業動作や作業区分，作業環境上の問題

　混注の作業動作や作業台周辺の物品配置，レイアウトの問題も重要なエラー発生要因となっている。作業動作では複数患者の点滴の同時並列混注は隣接するボトルとの間でエラーが生じやすい。1患者単位の作業動作のほうがエラーは少ない。'one patient, one tray'で処理できるとほかの患者の薬剤と混同するのを防ぐが，スペースが狭隘なことも実施を困難にしている。さらに，注射準備業務以外の業務とも併用されて作業区分が不明確なこともエラーの一因となっている。各人の作業動作をビデオで撮影して比較し，安全で効率的な作業動作を検討してみるのも一考に価する。また，物理的な制約はあるものの，事故防止の視点からレイアウトを再考してみるべきである。

● 注射準備作業途中の中断や他者への業務引き継ぎの危険性

　電話の取り次ぎ，ナースコールへの対応などによる業務中断もエラー発生の一要因となっている。中断後，再開するときに実行エラーが発生しやすい。中断する際には，どこまで作業が終了しているかを明確にする工夫が必要である。また，抗がん剤などの危険薬は病棟のような中断が起こりやすい環境ではなく，注意を集中できる薬剤科での準備が望ましい。病棟では空アンプル，空バイアルも戻してもらってダブルチェックするとよい。

　すでにクラークを導入し，医療業務と事務的業務の分担が行われている病院もあるが，混在する両業務を整理し効率的な作業分担をしていくことは，電話取り次ぎなどのような事務業務による中断を減らすという意味でも事故防止に貢献する。

　注射準備から実施までを受け持ちの看護師が行う施設が増えている。病態を把握したうえで準備作業を行うことは，エラーに対するセルフモニターを働かせやすいというメリットがあるが，一方では，受け持ち患者の療養上の世話などのコールがあれば途中中断せざるを得ないというデメリットがある。とくに外来では注射準備をしながら患者への窓口対応もせざるを得ず，業務に集中したくても患者サービスとの間で板挟みになりやすい。患者にも事故防止への協力と理解を求めるために，「危険作業中」であることを表現するマークをつけることも現実的な一案ではないかと思われる。

　看護師の業務が拡大し，1人の看護師が異質の業務を同時並行してこなさざるを得ないことも途中中断の要因になっている。薬剤師の与薬業務への積極的な参加と役割分担が望まれる。

● 不確かな業務連携

　一般に業務にからむ人間が増えれば増えるほど，情報伝達の不備によるエラーが発生しやすい。とくにボトルへの薬剤の混注は，一定の作業単位が終了するまでは原則として他者へ業務依頼をしないことである。やむを得ず引き継がせる場合は，その申し送りについて表現も含めて明確なルール化がなされる必要がある。

● タイムプレッシャーは重要なエラー発生要因

　時間がないという焦り(time pressure)や過緊張下など，興奮状況では過誤率が高くなる。「多くの点滴を○時まで準備・施注しなければならないが遅れている」「ほかの業務がすぐあとに控えている」「手術出しや検査出しのコールがあり，早くしなければならない」「患者の急変であわてていた」などが背景要因として非常に多くあがっていた。医療現場は日によっても，時間帯によっても業務密度が変化する。患者数や重症者の増減によっても業務量が変化する。受け持ち患者の重症度によって，看護師個人によっても業務量が異なる。また，急変など突発的な事態による予測不能な業務量の負荷が日常的に生じる。したがって，恒常的な作業計画が立てにくく，業務量や業務密度と労働力のミスマッチが起きやすい。さらに，個人の技術や経験によるアンバランスも生じやすい。これがプラントなど産業現場と異なる点で，事故防止のシステムアプローチも複雑になる。

● **業務労働体制の見直しと監督機能の強化でタイムプレッシャーを軽減**

こうした医療現場の業務密度や業務量に対する労働力の絶対的,相対的アンバランスの問題は卒前・卒後教育のあり方や医療制度上の問題など組織を超えた多くの問題をはらんでいる。しかしながら,組織としては現実のなかでいかにこのアンバランスを最小限に抑えていくかが最も重要なマネジメント上の課題である。たとえば,柔軟な勤務体制で業務密度の高い時間帯をカバーすることも必要であろう。また,中間管理職やその日のリーダーはスタッフの個人的能力をも含めて,こうしたアンバランスが生じていないかを一段上から眺めてチェックしておかなければならない。そしてもし,タイムプレッシャーにさらされているスタッフがいれば,本人の'Help me'の申告を待つまでもなく,補完できるような工夫を想定しておかなければならない。

これまで,医療現場は免許職種としての個人の裁量・責任に委ねられることが多かった。適正な業務遂行を全般的にチェックする監督機能の強化は,事故防止上重要と思われた。

注射実施(施注)に関するエラー

この過程では,対象(患者)および投与方法に関するエラー防止と投与速度,とくに輸液ポンプ操作に関するエラー防止が重要である。前述した注射準備過程であげられた発生要因のほとんどが,この過程でも共通している。共通している要因はここでは省略する。

● **患者の類似性と注射行為の同時進行性が対象(患者)エラーの発生要因**

対象(患者)に関するエラーは,判断段階でのエラー(X患者の点滴と思って,Y患者の点滴を実施しようとした)と,行動段階でのエラー(X患者にX'の点滴をしようと持参したが,間違って隣のY患者に実施しようとした)の2種のヒヤリ・ハット事例に明確に分けられる。前述の「注射準備」におけるエラー発生要因として述べた「患者の類似性」による認知エラーが圧倒的に多く,同姓,似た名字,似た病態,似た治療を受けている,同じの日の手術患者など,錯覚を生じさせる何らかの共通性のある患者同士でのエラーが多かった。また,同時の点滴更新,同時に前投薬の注射など,注射行為が複数名の患者に同時進行している状況での対象エラーも多かった。

対象に関するエラーは,注射係という機能別の業務体制をとっている施設では,直近に同姓患者が入院したことや患者がベッドを移動したことを注射係が知らなかったことも,要因としてあがっていた。受け持ち看護師が注射準備から実施まで行う体制のほうがこの種のエラーが少ないが,休み明けの勤務などで担当者が患者に対す

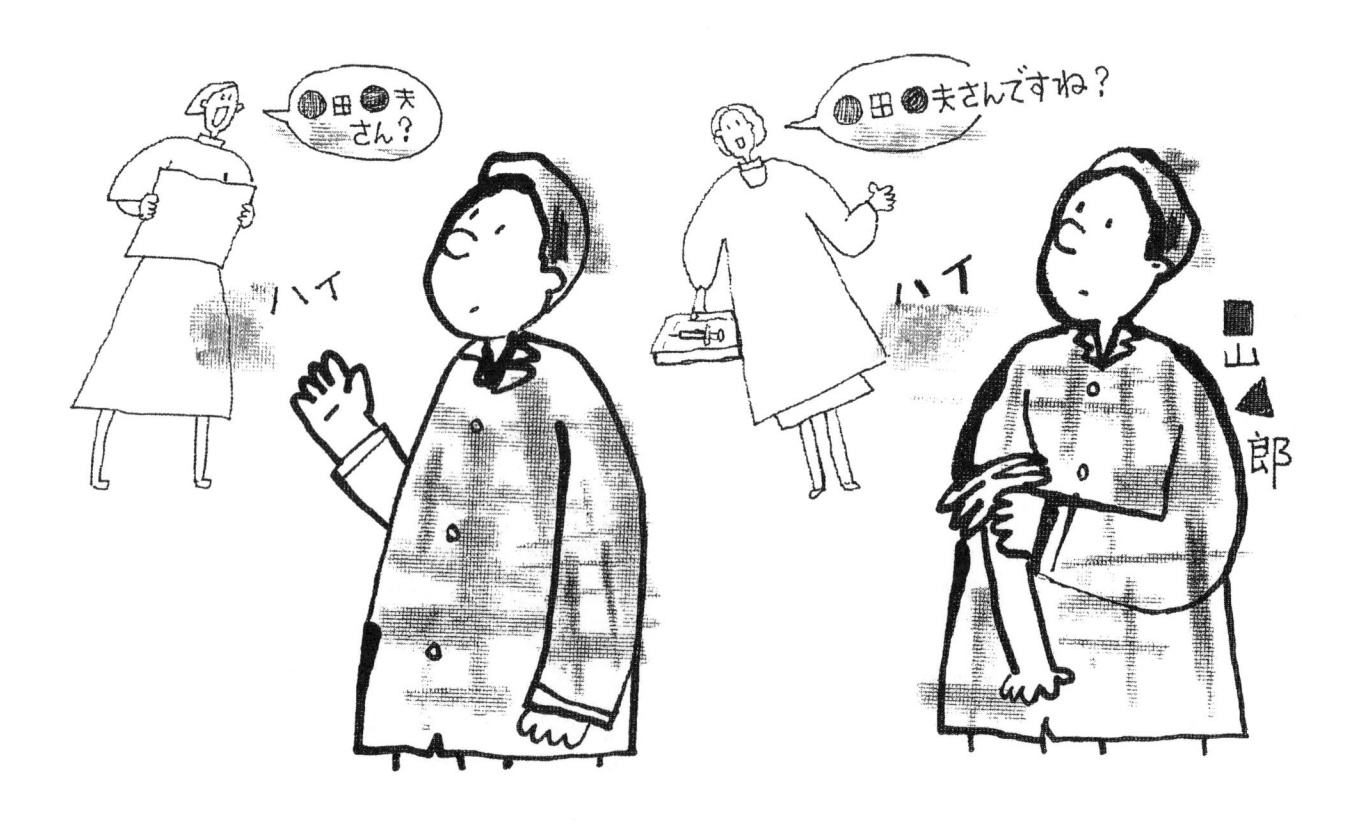

るなじみが乏しいときにも起きていた。

● **在院日数の短縮と高齢患者の増加で患者誤認のリスク大**

在院日数の短縮でベッド回転も早まること，病態の変化に応じて病床の移動も起きやすいこと，高齢患者の増加で患者特徴も乏しいことを考えると，患者確認は非常に難しいという認識をスタッフ各自がまずもつことが重要である。その認識があってこそ，患者確認のルールの遵守につながる。

現在，「点滴ボトルに部屋番号と患者名を記載・シール貼付」「患者に呼びかけ」「ベッドネーム（ネームバンド）と点滴ボトルの患者名を確認」という患者確認方法が一般的である。しかし，ネームバンドを装着していても患者名を目視で確認する限り，エラーは生じうる。確実を期するのなら，自動認識機器による確認しかない。たとえば，ボトルについた患者のIDのバーコードとネームバンドのIDのバーコードを照合するような方法である。すでに導入されている病院もあるが，今後，自動認識機器の進歩によって早く簡単に患者を認識する方法が病院にも積極的に導入されていくであろう。

● **複数の点滴ボトルから取り出すときの確認行為の不確実性**

多数の点滴ボトルをのせたワゴンや，複数の注射器が入ったトレイのなかから取り出す際のエラーが多くあがっていた。そのほとんどが取り出すとき，「点滴ボトルの患者名を確認したつもり」と記載している。これは，多数のボトルや注射器のなかから，患者名を確認することの不確かさを示している。また，患者名を正しく認知することと，「患者名のボトルを取り出す」という行動の間には乖離があることを意味している。ボトルを取り出し単体になった後に，再度の確認ポイントをもつべきである。

● **重大な輸液ポンプ操作エラーは危険薬剤の高速注入**

輸液ポンプの操作エラーも多かった。流量設定のエラーや，ポンプ内の溝にラインがきちんとセッテイングされなかった事例が多かった。とくに，昇圧剤などの危険薬剤が高速で注入されると重大事故につながる可能性がある。高速注入につながる操作エラーとしては，フリーフローに最も注意をしておかなければならない。アラーム対応で，あわててラインをポンプからはずすときが要注意である。必ず下のクレンメ（三方活栓）を閉じてポンプのドアを開けるように'ドア開，クレンメ閉'と書いた注意シールを貼っておくと開けるときに気づくことができる。

● **複数の輸液ポンプ使用時は要注意**

複数の輸液ポンプが使用されているときも要注意である。速度設定の際にポンプを間違えたり，アラーム対応でポンプのドアを開くとき，閉じるべきラインと異なる別のラインのクレンメを閉じ，本来のラインはフリーフローになるなどのエラーが発生していた。

また，危険薬剤が低速で注入されているラインに間違って側管から抗生剤を流したり，生理的食塩水をフラッシュしたことによって，結果的に危険薬剤が高速で注入されてしまった事例もあった。こういったエラーを防止するために各ポンプ，各ラインに速度上の重要性を識別させるマークをつけておくとよい。

ポンプ操作エラーの要因として，ポンプのメカニズムの知識不足と操作技術の未習熟があったが，タイムプレッシャーにさらされやすく，また，多種業務の同時遂行による業務の途中中断が起きやすい医療現場特有の要因も間接的に影響していた。

■ 注射される患者に起因するエラー

この過程では，患者確認に関する問題が重要である。

● **患者の呼名応答は患者確認手段として不適切**

呼名に対する患者の誤応答を信じたために，対象エラーが生じかけた事例が高齢者に限らず多数みられた。とくに外来での事例が多く，そのうち数例は2度目の呼びかけにも誤応答し，エラーに気づくのが遅れていた。たとえ，フルネームで呼んだとしても正確に応答しているとは限らない。Y大手術患者誤認事故でも呼名への応答が確認手段として不適当であることがわかったが，高齢者でもなく薬剤の影響もない，難聴でもない一般の成人患者にも起きていた。外来での注射や検査の前には必ず，患者自身から氏名を述べてもらうか，診察券などでの確認をルール化しなければならない。

● **小児の患者確認は要注意**

今回の事例のなかでわずか2例ではあったが，小児患者同士でお互いのベッドを交換していたため，対象エラーを起こしかけた事例があった。比較的元気な小児患者ではこうした予期せぬ行動をとることも認識しておかなければならない。また，母親が患児の兄弟を連れてきてベッドに寝かせていて，危うく間違いかけた事例もあった。小児の患者確認は成人以上に慎重でなければならない。

■実施（施注）後の観察，管理に関するエラー

この過程ではライン管理と漏れ，速度調節に関するエラーが重要である。

● 忘れやすい寝具のなかのライン接続部チェック

深夜はラインが閉塞することに対する不安や，予定通りに輸液量を注入することへの関心がより強いことから，滴下の状況には注意を払う。寝具下でラインの接続部（とくに三方活栓部のはずれが起きやすい）がはずれていても，滴下が良好であるため発見が遅れやすい。体動が乏しい患者でははずれる危険性は少ないと安心し，睡眠を妨げないという配慮もあって寝具下までラインをチェックするのを怠りやすい。とくに大腿静脈からのIVHを行っている患者では，三方活栓に寝具がかかりはずれが起きる可能性もあるので注意しておかなければならない。少なくともIVHには，ロック式の三方活栓を使用するなど，ラインの接続を強化し，定期的な観察項目としてチェックリスト化しておく。

● 末梢からの輸液ポンプ使用中は漏れに注意

末梢からの輸液ポンプでは，注入中の漏れの事例があがっている。輸液ポンプ注入中に血管外に漏出したことを感知するアラームの設定は，技術上無理といわれている。とくに乳幼児は，固定のために刺入部がみえないように包帯を巻いていることも多く，発見が遅れて大量の漏れにつながることがある。手動調節の点滴とは違って，輸液ポンプ使用中の漏れは大量の漏れとなるため，意識障害患者や乳幼児など局所の疼痛を意思表示できない患者で，末梢から輸液ポンプを実施する場合は刺入部の観察がしやすい固定を検討すべきである。とくに組織傷害性のある薬剤，抗がん剤や抗酵素製剤を輸液ポンプで注入するときは，よほどの注意が必要である。

● 定数保管薬の管理と薬剤エラー

定数保管場所に薬剤を戻すときに，外観上似た薬剤や名称の似た薬剤を間違った場所に返し，後の薬剤エラーの要因になった事例があがっている。とくに茶色の遮光容器で大きさもほぼ同じ4つの薬剤，ビソルボン，プリンペラン，ホリゾン，ラシックスは五十音順に並んだ定数保管箱では隣接することもあって，入れ間違いが起きやすい。入れ間違いが次の取り間違いにつながる。薬効を記載したり，特別な注意を促すマークなどで識別を強化しておく必要がある。

注射エラー発生要因

注射エラー発生要因マップにおいて，各プロセスで述べた発生要因のほとんどは，ヒューマンエラーに関する多くの著書ですでに指摘されてきた要因であった。医療現場の特殊性で表現形としてのエラーの内容は異なるものの，背景要因の多くは他業種のエラーと共通であることを意味している。マップにあげられた具体的要因を集約すると，注射エラー発生の主たる要因として，以下の8つをあげたい。

① 情報伝達の混乱
② エラーを誘発する「モノ」のデザイン
③ エラーを誘発する患者の類似性，行為の同時進行
④ 準備・実施業務の途中中断
⑤ 不正確な準備動作，不明確な作業区分と狭隘な作業空間
⑥ タイムプレッシャー
⑦ 病態と薬剤の一元的理解の不足
⑧ 新卒者の臨床知識と技術の不足

以上の8項目について，個人，組織あるいは組織以上（関連企業，教育，行政）で何が求められるかを考察し**表2**にまとめた。

ヒューマンエラー防止の2つのアプローチ

ヒューマンエラーを防止するには人に頼らないシステムをつくることと，人の信頼性を高めるシステムをつくることの両アプローチがあるという。医療システムが産業システムと最も異なる点は，マン・マシン システム（man-machine system）の向こうに患者というマン，心身に苦痛をもち，その背景やニーズが異なる難しいマンが存在することである。つまり，産業現場のような業務の自動化も不可能であるし，サービスの標準化にも限界がある。突発的な事態も頻繁に生じ，恒常的な業務計画も立てにくい。したがって，人に頼らないシステムを導入することには当然限界がある。そこで，もう一方の対策，人の信頼性を高めるためのシステムが重要なウエイトを占めてくる。人と「モノ」のインターフェースの改善は，まさしく人の信頼性を高めることに貢献してくれるし，正確な情報伝達の構築も同様である。

そして最終的には，人そのものの信頼性を高める教育やチームとしての訓練が必要になる。個人の知識や技術

表2 注射エラー発生の主たる8要因と対策

8要因とその内容	対策
1）情報伝達の混乱 ・不統一，不明瞭な指示記載（手書き施設） ・転記ミスと，転記による複数の情報伝達媒体の同時存在による混乱（手書き施設） ・医師のあいまいな口頭指示と指示受け ・看護師間のあいまいな口頭による業務連携 ・不正確，不明瞭な情報伝達媒体 ・頻繁に発生する変更・中止指示の伝達不備	★医師の指示と業務各プロセスにおける情報伝達のルール化と情報伝達媒体の見直し（指示記載，口頭指示出しと受け方，変更中止の指示出しと受け方，業務連携の伝達のあり方などについてルール作りと伝達フォームなどの見直し） ★事故防止上からも配慮されたオーダーエントリーシステム
2）エラーを誘発する「モノ」のデザイン ・薬剤：類似外形・名称や不揃いの規格，種々の単位 ・医材：ルート間違いを誘発する類似したライン・三方活栓など ・機器：新旧，メーカーによる医療用ポンプの操作設計の不統一	★採用時にデザインのエラー誘発性からの検討 ★デザインのエラー誘発性からみた危険薬の病棟保管のあり方の検討（間違いやすい薬剤や救急薬剤など） ★エラーを誘発しやすい薬剤の院内教育の充実 ★メーカーの開発と行政の認可における改善
3）患者誤認を誘発する患者の類似性と行為の同時進行 ・類似性：同姓，類似した氏名・外形・病態・治療 ・同時進行：同時検査，同時手術のための前処置注射，同時多数の点滴開始や点滴更新	★在院日数の短縮と高齢患者の増加で，実施者の記憶に依存した患者確認の限界の認識と患者確認のルール化 ★バーコードなどによる自動認識機器の採用
4）注射準備，実施業務の途中中断 ・突発的事項による中断後のエラー ・看護業務以外での中断（電話など事務業務）後のエラー ・受け持ち患者の世話要求による中断後のエラー	★中断箇所識別のための工夫 ★隔絶した集中できる環境下での危険薬の混注（抗癌剤は薬剤科での混注） ★個々の施設の実情に応じた薬剤師と看護師の望ましい注射業務分担 ★医療業務と事務業務の分化
5）不正確な準備作業動作と不明確な作業区分，狭隘な作業空間 ・複数患者の点滴ボトルへの同時並列混注による誤り ・作業手順上の個人の危険な癖 ・狭隘で，他の用途にも用いられるために作業区分が不明確な準備空間	★薬剤科からの患者単位の薬剤払い出しの推進 ★各人の準備作業動作をビデオで撮影の上，客観的な分析で正確で効率的作業手順の検討 ★準備作業空間の整頓，作業区分の明確化と広さやレイアウトの検討
6）タイムプレッシャー ・業務量，業務密度と労働力，あるいは個人の処理能力のミスマッチ ・特に早朝における高い業務密度と少ない労働力による厳しいミスマッチ ・早朝業務への適応のために意図的な途中中断と同時進行がエラー誘発 ・急変などの予測できない業務負荷時の過緊張	★中間管理者やリーダーの監督機能の強化と，プレッシャー下の個人への補完体制の検討 ★プレッシャーを生む早朝業務体制の見直しとフレキシブルな労働体制の検討
7）病態と薬剤の一元的理解の不足 ・看護師の業務拡大と専門性を要求される多種の薬剤導入で知識のギャップ ・患者の病態情報の共有困難（在院日数短縮で情報のターンオーバーが早い） ・紙のカルテでは病態情報へのアクセス困難 ・病態変化と薬剤の一元的理解（薬剤投与の臨床的意味づけ）の不足したまま注射業務を実施	★与薬3部門のコミュニケーションの強化と役割分担の明確化 ★可能な限り治療内容の標準化 ★病態を把握しやすい看護方式の採用 ★注射開始・変更・中止に関連した病態変化の記録の充実 ★病態と注射の一元的理解を促進する院内教育の充実 ★電子カルテ
8）新卒者の臨床知識と技術の不足 ・実践より理論重視，技術習得時間が減少した卒前教育 ・急性期医療に必要な薬剤知識教育の不足 ・'与薬業務' としての危険要因の教育不十分 ・退職者補充での新卒採用，卒後の院内教育での限界 ・卒前教育機関と臨床現場の事故防止に関する情報連携不足	★危険な薬剤，危険な医療機器操作に関する速やかな院内教育と習得済みのチェック体制の確立 ★新人の事故，ヒヤリ・ハット事例の分析に基づいた具体的な教育 ★卒前教育機関と臨床現場の事故防止に関する情報交換の促進 ★卒前・卒後の事故防止教育システムの検討と有効な教育ツールの開発

教育もさることながら，エラーを起こしても発見できる，あるいは事故につなげないためのセルフモニターやチームモニターを強化する教育・訓練の開発・導入が欠かせない．卒前・卒後の事故防止教育・研修システムの構築，それを支える有効な教育ツールの開発，安全管理に関する指導者の育成は，今後最も重要な課題ではないかと思われた．

● 参考文献
1) 海保博之・田辺文也：ヒューマン・エラー――誤りからみる人と社会の深層，新曜社，1996．
2) 橋本邦衛：安全人間工学，中央労働災害防止協会，1994．
3) 村上耕一・斎藤貞夫：機長のマネジメント，産能大学出版部，1998．
4) 海保博之：人はなぜ誤るのか，福村出版，1999．
5) 三戸秀樹・北川睦彦・森下高次・西川一廉・田尾雅夫・島田修・田井中秀嗣：安全の行動科学―人がまもる安全　人がおかす事故―，学文社，1992．
6) 芳賀繁：失敗のメカニズム―忘れ物から巨大事故まで，日本出版サービス，2000．
7) 正田亘：安全心理学，恒星社厚生閣，1985．
8) 正田亘：ヒューマン・エラー，エイデル研究所，1995．
9) 菅原文友：ヒューマン・エラーのメカニズム―生産活動のための対処と活用のコツ，日科技連出版社，1999．
10) J. Reason（著）塩見弘（監訳）：組織事故，日科技連，1999．
11) 塩見弘：人間信頼工学入門，日科技連，1996．
12) F.H. ホーキンズ，黒田勲，石川好美監訳：ヒューマンファクター航空の分野を中心にして，成山堂，1992．
13) National Academy Institutute of Medicine：To err is Human：Building a safer health system, National Academy press, Washington DC, 1999．

教育研修への効果的な利用

注射業務における危険要因を認識しても，過緊張時などには応用がきかないものである．状況の変化のなかでも，自らのエラーに対してセルフモニターを働かせるためには，論理的な思考力や洞察力を養うトレーニングが日常から必要である．

マップに掲載されたエラーは病院によって起こり得ないものもあるし，また，掲載されていないエラーを体験している病院もあるであろう．適当に足し引きして使ってほしい．そのうえで，業務プロセスにおける危険要因を各人がしっかり認識し，さらにエラーの内容で，結果の重大なものを識別できるようになってほしい．

たとえば，今回作成したマップを用いて，「輸液ポンプの操作上でどのようなエラーが発生しうるか？」という問いに答えるのはやさしい．暗記で対応できる．しかし，「昇圧剤を輸液ポンプで持続点滴中に過量に注入され，危険な状態が生じた．なぜこのような事態が生じたのか，考えうるすべてのエラーを答えよ」と尋ねると答えにつまる．せいぜい，「クレンメを開放したままポンプからラインをはずした」くらいしか思い浮かばない．しかし，そのほかにも「輸液セットを小児用と成人用とを間違える」「ポンプのなかでラインがはずれていた」「流量設定と予定量設定を間違えた」「流量設定で滴下数とmlとを間違える」「側管から別の点滴を流してフラッシュした」などと種々のエラーがありうる．

人間の注意配分には限界がある．すべてのエラーを防ぐことは不可能である．しかし，重大な結果を生じさせるエラーの防止は最優先で取り組まなければならない．輸液ポンプで最も重大な事故は，危険な薬剤が高流量で注入されたときに起こる．こうした重大な結果に至る事故をまず設定し，エラーの内容を考えさせることでより教育効果を上げることができる．結果の重大性からエラーとその発生要因を考える思考は現実的で重要である．こうした形でこのエラー発生要因マップが研修に活用されることを望んでいる．

I 診療の補助業務におけるエラー発生要因と対策

2 内服与薬

　ここでは，看護師管理下で行う内服薬・外用薬の与薬に関するヒヤリ・ハット 1,210 事例から業務プロセスでエラーの発生要因を分析し，対策を検討する。

　対象事例は，看護のヒヤリ・ハット事例の内服・外用薬の与薬(以下，内服与薬と略す)1,410 事例のうち，分析可能な 1,210 事例である。

事例の整理方法

■ 内服与薬業務の病院・病棟によるバリエーション

　内服与薬業務は，病院や病棟によって，その形態には種々のバリエーションが存在する。週の決められた日に1週間単位で入力オーダーや処方箋が薬剤科に届けられ，薬剤師が調剤し，決められた日に病棟へ1週間分の内服薬が払い出される定期処方と，臨時・短期的な指示で当日の決められた時刻までに薬剤科に提出され，当日病棟に払い出される臨時処方の2種の業務がある。また，夜間・休日など薬剤師の不在時に病棟保管薬を一次的に借用して与薬されることもある。

　内服与薬は自己管理に任せられた患者と，看護師が1日分あるいは1回分ずつ配薬し服薬の確認をする患者と，その中間的な形で重要な薬のみ看護師管理にする患者に分けられる。自己管理が可能な患者か否かについて明確な基準をもっている施設と，担当者の判断に任せられている施設が存在する。自己管理が可能な患者でも，あえて看護師管理の対象にすべき重要薬剤の範囲が明確にされている施設とそうでない施設がある。

　薬剤科に回った処方箋を薬剤師が調剤し薬剤が病棟へ払い出される形にも，種々のバリエーションが存在する。定期薬の場合，シートになった複数種の薬剤を用法ごとに1つの薬袋に入れ，複数の薬袋が患者単位でまとめられ払い出されている施設が最も多い。しかし，複数種の薬剤が薬包に一包化された形で払い出される施設や，配薬しやすいように7日間，朝・昼・夕・眠前に分けられ払い出されるカセット方式をとる施設もある。

　病棟に払い出された薬剤を，患者ごとの配薬の単位(1日分，1回分)に前もって分けておく準備プロセスを設けている施設と，配薬時にその場で処方箋をみながら1日分，1回分に分けて与薬する施設がある。こうした準備と与薬(配薬)のプロセスを誰が担うかにも，バリエーションがある。受け持ち看護師によって準備から与薬(配薬)まで一貫して行われる施設や，準備は受け持ち看護師，配薬はリーダーなどと複数の看護師が連携していく施設，あるいは与薬業務を独立させて，その担当者に任せている施設もある。さらに，実際の与薬(配薬)の形は通常ベッドサイドへ配薬するが，一部の精神病院・病棟でみられるようにナースステーションの前やホールなどに，食後一斉に患者を集合させ並んでもらい順次与薬する形もある。

■ 内服与薬業務6プロセスとエラー内容5種類によるマトリックスを想定

　与薬業務の形態は，与薬にかかわる各施設の人的・物的資源や各病棟の診療機能や患者特性，看護体制ともからみながらその形態を発展させてきたもので，施設ばかりでなく病棟ごとにいろいろなバリエーションが存在しているが，看護師管理下の内服与薬業務のプロセスを表1の縦軸に示したように，A. 医師の指示 〜 F. 与薬後の服薬確認や観察および管理，の6プロセスに分類した(ここで「E. 与薬される対象患者」を加えたのは，患者要因も存在することから1つのプロセスとみなした)。

　一方，エラー内容としては，同様に表1の横軸に示したように，対象(患者)，薬剤(内容)，薬剤の量，投与方法(投与日，投与時期・時刻，投与経路)，およびそのほ

表1 内服与薬ヒヤリ・ハット事例の整理・分析のための6×5のマトリックス

		エラー内容				
		1. 対象(患者)エラー	2. 薬剤(内容)エラー	3. 薬剤量エラー	4. 投与方法エラー	5. その他のエラー
内服与薬業務プロセス	A. 医師の指示					
	B. 指示受け,薬剤科への手配,申し送り					
	C. 与薬準備(1日,1回分に分ける)					
	D. 与薬(配薬)					
	E. 対象患者					
	F. 与薬後の観察,管理					

2と3は各々のマトリックスで以下の分類で整理

【1. 投与忘れ】　【1. 量変更指示あるが前量を投与】
【2. 変更・中止すべき薬を投与】　【2. 異なる量を投与】
【3. 異なる薬を投与】　【3. 同じ薬を重複・倍量投与】
【4. 他の薬と本来の薬を重複投与】

かのエラーの5種類とした(注射事例の分析では投与速度のエラーがあるため6種類であった)。つまり,業務の6プロセスとエラー内容5種類からなる30のマトリックスを想定し,ヒヤリ・ハット1,210事例をエラー内容とその主たる発生要因が業務の6プロセスのどこで生じたかによって,各マトリックスに整理した。

■薬剤(内容)と量のエラーはサブグループに分類

「薬剤(内容)エラー」では,さらに以下の4種類,①投与忘れ,②変更・中止すべき薬を投与,③異なる薬を投与(まったく関連なく薬を誤ったもの),④ほかの薬と本来の薬を重複投与,のサブグループに分けて整理した。また,「薬剤の量に関するエラー」でも,同様に以下の3種類,①量の変更指示があったが前量を投与,②異なる量を投与(まったく関連なく量を誤ったもの),③同じ薬を重複・倍量投与,のサブグループに分けて整理した。なお,複数の業務プロセスの要因がからむ事例に関しては,主たる業務プロセスで判断した。

注射同様,各マトリックスに該当する事例数を数え全体に対する割合を計算した。

■一般病棟と精神病棟に分けて整理

与薬業務形態や患者特性が明らかに異なる一般病院・病棟の923事例と,精神病院・病棟287事例の2グループに分けて分析した。

■各マトリックスごとにエラー発生要因を抽出し,事例数を半定量的に評価

各マトリックスに入れられた事例の自由記載の表現から,エラー発生要因を抽出し内容別に整理した。この際,複数のプロセスにまたがって要因が存在する事例においては,その要因をそれぞれのマトリックスに重複列挙した。事例数に関しては,注射同様,半定量的に表現することにした。事例数の目安として4段階で表している。「☆☆☆☆」は10例以上,「☆☆☆」は5~9例,「☆☆」は3~4例,「☆」は1~2例である。この方法は,注射事例と同じである。

業務プロセスとエラー内容からみた事例数割合(表2)

●一般病棟と精神病棟におけるマトリックスの事例数割合の特徴的な違い

各マトリックスのうち,与薬時の対象エラーに関する事例が最も多く,一般病院・病棟(以下,一般病院と略す)では31%,精神病院・病棟(以下,精神病院と略す)では68%で,一般病院に比べて精神病院が2倍以上の

表2 各マトリックスにおける事例数と割合
1）923事例（一般病院，一般病棟における事例）

	1．対象エラー	2．薬剤エラー	3．薬剤量エラー	4．投与方法エラー	5．その他のエラー	合計
A：医師の指示	12 1.3%	12 1.3%	11 1.2%	5 0.5%	4 0.4%	44 4.8%
B：指示受け，薬剤科への手配，申し送り	9 1.0%	17 1.8%	15 1.6%	6 0.7%	1 0.1%	48 5.2%
C：与薬準備	43 4.7%	38 4.1%	27 2.9%	27 2.9%	0 0%	135 14.6%
D：与薬（配薬）	290 31.4%	130 14.1%	63 6.8%	92 10.0%	19 2.1%	594 64.4%
E：対象患者	15 1.6%	17 1.8%	12 1.3%	5 0.5%	9 1.0%	58 6.3%
F：与薬後の観察，管理	13 1.4%	13 1.4%	2 0.2%	4 0.4%	12 1.3%	44 4.8%
合計	382 41.4%	227 24.6%	130 14.1%	139 15.1%	45 4.9%	923 100%

2）287例（精神病院・精神病棟における事例）

	1．対象エラー	2．薬剤エラー	3．薬剤量エラー	4．投与方法エラー	5．その他のエラー	合計
A：医師の指示	0 0%	0 0%	0 0%	0 0%	0 0%	0 0%
B：指示受け，薬剤科への手配，申し送り	0 0%	1 0.3%	1 0.3%	1 0.3%	0 0%	3 1.0%
C：与薬準備	10 3.5%	9 3.1%	2 0.7%	6 2.1%	0 0%	27 9.4%
D：与薬（配薬）	195 67.9%	9 3.1%	5 1.7%	13 4.5%	1 0.3%	223 77.7%
E：対象患者	24 8.4%	1 0.3%	1 0.3%	0 0%	0 0%	26 9.1%
F：与薬後の観察，管理	4 1.4%	3 1.0%	0 0%	0 0%	1 0.3%	8 2.8%
合計	233 81.2%	23 8.0%	9 3.1%	20 7.0%	2 0.7%	287 100%

〈上段：事例数　下段：事例割合〉

高い割合を占めていた。さらに一般病院における対象エラーが全体の41％であるのに対し，精神病院におけるそれは81％と約2倍の割合を占めていた。精神病院では対象エラー割合がきわめて高く，一般病院と比べて特徴的な違いを示していた。

本研究で収集した事例は，発生期間を限定せず印象に残った体験を1人1例報告してもらったものである。対象エラーは，そのほかのエラーより当事者の印象に残りやすいことから，より優先的に報告されている可能性が否めない。与薬エラーのかなりの比率を対象エラーが占めていることに間違いはなく，精神病院の与薬エラーの防止はいかに対象エラーを防ぐかにかかっているといっても過言ではない。

● 注射と内服与薬における事例数割合の違い

注射事例の分析で次に多かった与薬準備時における薬剤，およびその量に関する事例は，一般病院でそれぞれ，4％，3％と低く，むしろ与薬時のそれらの割合14％，7％）のほうが高かった。内服与薬では与薬時のエラー事例が，一般病院，精神病院のそれぞれ64％，78％と高率を占めていた。

業務プロセスからみた内服与薬エラーと発生要因（一般病院）

■ 医師の指示に関するエラー

● エンボスカードの押し間違い，とくに他科の医師の病棟での処方箋に注意

処方箋でも注射箋同様，エンボスカードの押し間違いが，対象エラーの発生要因の1つになっていた。同姓やカタカナ表示上，似た名字のカードの押し間違いばかりではなく，患者名の錯覚や記憶不十分による押し間違いも複数あがっていた。とくに患者との馴染みが乏しい他科の医師が来棟して処方した際などに起きていた。指示を受ける看護師が患者名のチェックも怠らないことである。

● 日によって複雑に変化する処方，与薬日や与薬期間の異なる処方に注意

処方箋の記載は注射箋のそれに比べて，記載形式が簡単でかつ比較的統一されているため，記載ルールの不統一や一部省略といった要因は注射よりはるかに少なかった。注意を要するものとしては，隔日で与薬内容が変化する処方や，透析患者などで透析日と非透析日で複雑に

変化する処方で，わかりにくい記載によるエラーがあった。また，1枚の処方箋に与薬日や与薬期間が異なる複数薬が並列記載されていたため，投与日を間違った事例もあがっていた。

● 情報不十分による薬剤の種類・用量エラーに注意

錠剤の薬剤で1日量を「○○mg」のみで記載したために，与薬者が○○mgが1錠と錯覚して錠数を間違った事例，2規格存在する病棟保管の屯用薬(鎮痛坐薬など)の規格の記載がなかったことから，大規格の薬剤が投与された事例もみられた。「インタール」など，同名で吸入・点眼など複数の用法が存在する薬剤で，薬剤名のみ記載したため調剤上の混乱をきたした事例もみられた。

● 坐薬の口頭指示での伝達エラーに注意

注射では，緊急時の口頭指示での不明瞭な表現がエラー発生要因としてきわめて重要な要因であったが，内服薬では，せいぜい発熱・疼痛などに対する屯用の指示が口頭でなされる程度で，これらでのあいまいな指示によるエラーが散見されたにすぎなかった。鎮痛坐薬のつもりで単に「坐薬」と指示したために，緩下坐薬と間違われた事例などである。しかし，一部に重要な特殊薬(ステロイド，ワーファリンなど)の漸減を口頭指示し，受け手に誤って伝達された事例があった。

● 注射同様，変更・中止の指示に注意

注射エラーの発生要因と同様，内服与薬でもきわめて重要な要因は処方の変更・中止指示で，正確に伝達されなかった事例が複数あがっていた。医師の指示の出し方にも注意が必要である。指示書への記載のみでは見逃されることもある。注射同様，看護師の勤務帯の変わり目や看護師が病室回りで不在な準夜帯に変更・中止指示を出すときは，確実な伝達のための指示出しと受け手の双方のルール化が必要である。

● 錯覚を起こしやすい薬剤名の記載・入力に注意

医師の処方箋への薬剤名の誤記載・誤入力が，薬剤師の処方監査でチェックされなかった事例として，「プルセニドとプレドニン」「グリチロンとグリミクロン」などの事例が数例あがっていた。とくに後者の誤りはきわめて要注意である。

注射でも述べたが，一般に薬剤師の処方監査には限界がある。薬剤にしては量が多いときや患者年齢(小児など)にしては薬剤量が多いときに発見されるにすぎない。それ以外のエラーは，患者の病態や治療情報を共有していない限りチェックは不可能である。単なる書き誤り(実行上のミス)と異なり，薬剤名の完全な錯覚によるエラーは当事者が発見することは困難である。どのような薬が誤りやすいかについては，調剤する薬剤科がデータを集めやすい。名称や効能上から錯覚を起こしやすい薬剤は，処方上も調剤上も同様である。こうしたエラーを生じやすい薬剤を薬剤科が危険性のレベルや効能から整理し，リスク情報として病棟看護師や医師とも共有しておくことは有用である。提供を受けた病棟や医師も，その処方レパートリーと照らして認識しておくべきである。

● 小児用量での計算エラーや小数点の記載間違いに注意

量の誤記載では，小児用量の粉薬の倍散などでの計算ミスや，小数点のつく量での桁違い記載が起きやすく要注意である。

いずれにしても，強心剤，血糖降下剤，抗けいれん剤，抗がん剤など危険な内服剤に関しては，病態との関連を考慮してダブルチェックする仕組みが必要である。

● 他科外来処方薬や持ち込み薬との重複をチェックする仕組み

入院患者が他科外来を受診した際に出された薬が一部本科の処方薬と重複したり，当直医が禁忌薬を処方しかけた事例があがっていた。併診する医師は本科の処方内容の確認が必須である。患者によっては，ほかの医療機関での処方薬を持ち込み服用する場合もあり，他科の医師がみても患者の服薬内容を一元的に確認できるような仕組みが必要である。また禁忌薬に関する情報提供を正確に行う方法も確立しておくべきである。

■ 指示受け，薬剤科への手配，準備・与薬者への申し送りに関するエラー

● 注射と同様，転記エラーに注意

注射エラーの発生要因としても指摘したが，医師の口頭指示を処方箋や看護師間の情報伝達媒体(カーデックス，ワークシート，白板)や個人用のメモへ転記する際のエラーは，この過程における最も重要な要因であった。

● 与薬の変更・中止はその理由と対で申し送り

一般に変更・中止指示の申し送りは不正確になりやすい。指示受け後，指示書にはサインをしたが，処方箋や薬袋の変更を忘れたことや，看護師の転記媒体が変更されないこともある。とくに，ステロイドやワーファリンのような数日ごとに漸減・漸増する薬剤や，検査や手術のために一時中止すべき薬剤についての申し送りが不備

になりやすい。変更・中止指示は，患者の病態や治療に関連した情報であり，なぜ変更・中止するのかについての意味情報と同時に伝達されなければならない。

1人の看護師が特定の患者を長期間受け持つ看護方式をとる施設では，こうした情報の漏れは比較的少ないが，受け持ち患者が日によって変わる方式をとる施設，与薬係という機能別の看護方式をとっている施設では伝達に支障をきたしやすい。

■ 与薬準備（配薬単位に分ける）に関するエラー

● 準備時のエラー防止は配薬単位での払い出し

薬剤科から払い出された内服薬を，1回あるいは1日分単位に分けて配薬しやすいように準備する過程でのエラーは，薬剤科からの払い出しの形態や薬剤の病棟での保管のあり方などによって，発生に差が生じる。たとえば，薬剤が月曜日から日曜日まで，朝・昼・夕・眠前に分けられたカセットにより薬剤科から払い出されている施設においては，この過程におけるエラー発生は少ない。また，この準備をなくして，与薬時に患者のところで処方箋をみながら分けて与薬する施設では，ここでの要因がそのまま与薬時の要因にもなっている。

多くの施設で，薬剤科から払い出された数日～1週間単位の複数の薬袋が患者ごとに，ひとまとめにされて保管されている。そのなかから，担当者が処方箋，あるいは薬袋をみて，1日分や1回分ずつ与薬ケースやトレイにセットしておく施設も多い。この過程での用法・用量のセットミスがきわめて多くあがっていた。

● セットミスには処方箋の記載形式も関連

セットの際には多くの施設で，医師の指示である処方箋での用法・用量の確認を奨励している。現在の処方箋の記載が，かつての粉薬時代の名残りか，「1日量を分ける」形のドイツ方式で記載しているため，1日量を回数で割って1回量を求めるという暗算のプロセスを薬剤ごとに行うという煩雑さが存在する。一方，薬剤師の薬袋への用法・用量の記載は処方箋の記載の翻訳である「1回○錠，1日△回」の形式である。記載形式の異なる両者の存在が，セット時の用量の錯覚を生じやすくしている。

用法においては，1日2回，1日1回の指示を3回でセットした事例が多くあがっていて，用法の思考が「1日3回食後」を基準にしていることも影響しているように思われた。

● 複数患者の薬袋同所保管，変更前・後薬の同所保管はエラーの要因

セットミスには，薬剤や処方箋の保管上の混乱が背景に存在している事例が多数あがっていた。例として，患者ごとにまとめられた複数の薬袋に他患者の薬袋と処方箋が混じって保管されていたために，他患者の薬剤がセットされた事例，増減量前と後の薬袋が同じ場所に保管

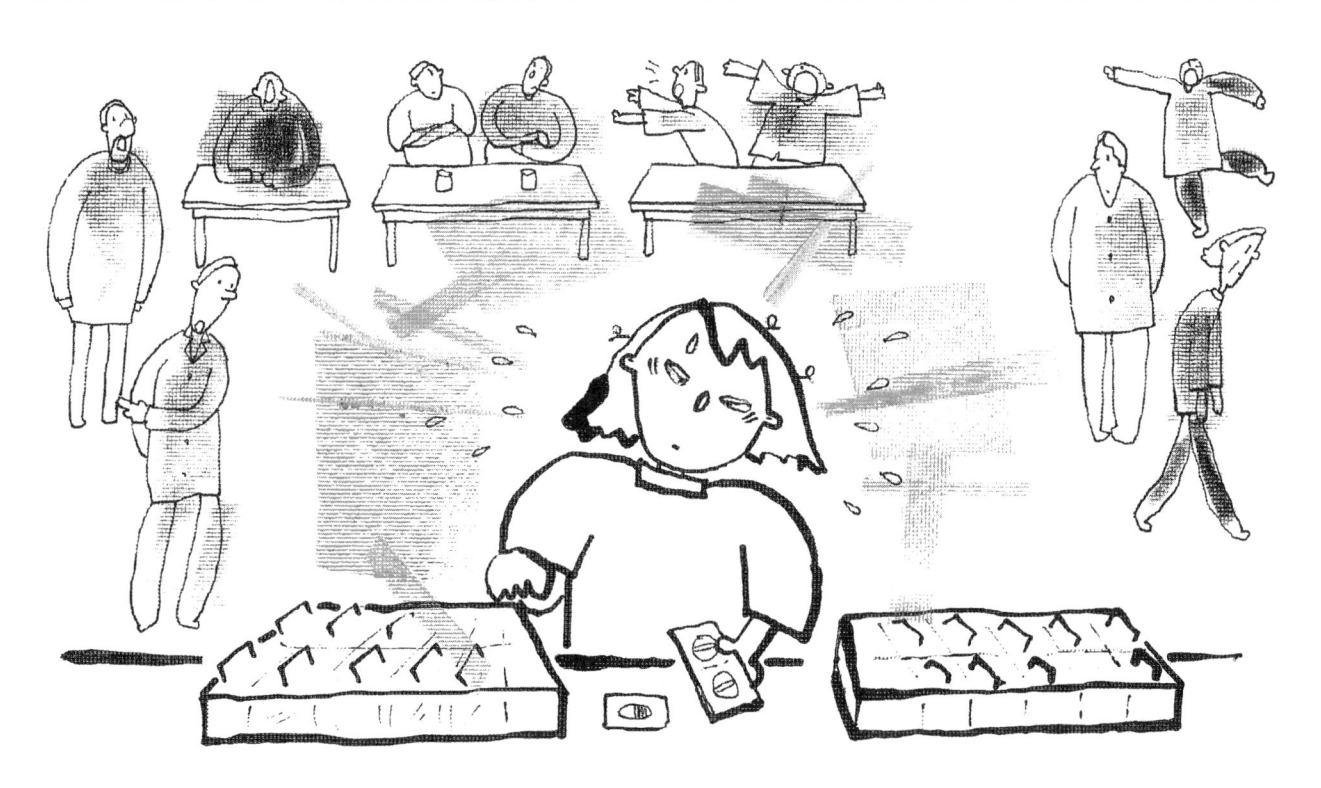

されていたために両者が重複セットされた事例，中止薬の薬袋が同じところに保管されたために中止されずにセットされた事例，定期薬の一部が冷所に保管されていることを把握していなかったためにセットし忘れた事例，また，他科外来処方薬や持込薬が別の場所に保管されていたことからセットし忘れた事例などである。内服薬の管理のあり方を検討しなければならない。

● 類似性による薬剤間違いは屯用薬か水薬

注射事例で多かった薬剤の外形・名称の類似性によるエラーは，内服薬ではアダラートとアダラートＬの間違いなどほんの一部に限られていた。注射薬は病棟保管薬の種類も多く，臨時や緊急状況で病棟保管薬が頻繁に使用されるため，類似性のエラーも起こりやすかったが，内服薬は臨時薬でも薬剤科を通じて１患者単位で払い出されるため，処方薬のなかに類似した名称の薬剤が存在しない限り，病棟での外形の類似性によるエラーは少なかった。ただ，屯用で病棟保管薬が使われる際に坐薬の規格や同名で剤形の違う薬剤(ボルタレン内服と坐薬)で間違いがあがっていた。また，水薬などでは液の色やボトルの形でエラーが生じていた。

● 漸増中の薬剤の剤形の違いも重複投与の要因

１つの薬剤で錠剤と粉末という剤形の違いに気づかなかったことが，エラーの要因となった事例があった。ワーファリンの漸増中に，増量後の剤形が錠剤から粉末へ変化したことを知らず，両者を別の薬と勘違いしたものである。こうした漸増・漸減する薬剤では，剤形を変えて払い出すときには，薬剤師は特別に看護師への注意を促すべきである。

● 移行の境目に重複セット・倍量セットエラー

注射にはほとんどみられなかった内服薬特有のエラーとしては，薬の重複セットや，倍量セットのエラーが目立っていた。多くは処方の移行の境目で起きていた。臨時薬から定期薬へ移行する際に，１～２回分が重複してセットされたものや，また注射薬から内服薬へと移行する際に，１日早く内服薬がセットされ，両者が重複した事例が多かった。そのほとんどは，抗生剤が点滴から内服薬へ移行する事例であり悪影響はないが，血糖降下剤や抗痙攣剤などでは重複による危険な状況も生じうるため，こうした臨時処方の申し送りの際にも，病態変化の情報と対にして伝達されなければならない。

● 定期薬の一斉処理と胃管注入の途中中断は再開時の
　エラーに注意

与薬準備途中の電話，ナースコールによる中断や，患者からの話しかけによる注意の分散でエラーが生じた事例もあがっていたが，注射事例よりもはるかに少なかった。内服薬の準備は，注射準備に比べて業務が単純であることによるものと思われた。また，注射の準備では複数患者の並列同時混注によりエラーが生じた事例が多くみられたが，内服薬では複数患者の胃管注入薬を同時に準備する際や，定期薬の一斉処理の際に同様のエラー事例が散見される程度であった。いずれにしても，注射の準備同様，１患者単位で処理することを原則としておくべきである。

■ 与薬(配薬)に関するエラー

内服与薬では，このプロセスでのエラーが全体の2/3を占めていた。

与薬時の対象(患者)エラー，いわゆる「患者間違い」には，判断段階でのエラー(Ｘ患者の内服薬と思って，Ｙ患者の内服薬を与薬したもの)と，実行段階でのエラー(Ｘ患者にＸの内服薬を与薬しようと持参したが，間違って隣のＹ患者に与薬したなど)の２種類に分けられる。注射事例同様，内服与薬でも対象エラーが全事例の約1/3を占め，その発生要因もかなりの部分で共通していた。

● 注射同様，対象エラーは患者の類似性・共通性

その１つは類似性・共通性によるエラーである。氏名・外形・病態・治療内容の似た患者同士で混同した事例は，注射同様きわめて多くあがっていた。また，服用薬剤の内容や容器が似ている患者同士，特殊薬を服用している患者同士(とくにＭＳコンチン服用患者)，同日に臨時薬の服用を開始する患者同士，同時刻に服用する患者同士で混同した事例も多数あがっていた。また，病室移動・ベッド移動情報を認識していなかったことによるエラーもあったが，これらは注射エラーと同じであった。

● 注意分散やタイムプレッシャーは精神病院の一斉与
　薬時の要因

与薬業務途中の中断，与薬中の注意分散，与薬時のタイムプレッシャーは，注射事例と同様のエラー発生要因であったが，とくに精神病院のエラーは，「他患者から呼びかけられて」「患者の話しかけに対応しながら」「ほかの患者のことを気にしながら」「他患者からせかされ焦って」「多くの患者が一斉に並んで焦って」などの事例が多数あがっていた。このことは，服薬確認を徹底するために患者を食後一斉にナースステーションやホールなどに

集めて与薬するという，精神病院特有の与薬業務形態に関連した特徴的な要因で，精神病院における対象エラーの防止を考えるうえで重要である。

● **夜勤帯での複数名分の同時与薬は対象エラーの要因**

複数患者の内服薬を同時に持参したことによる薬の取り違いも，注射と同様の要因である。わずか数人分だから問題ないと思いがちであるが，氏名を確認するという'認知'と，薬を取るという'行動'には乖離があることを意味している。患者の病態や治療に精通した受け持ち看護師が，内服準備から実施までを行う業務体制のほうがこの種のエラーが少ないことはいうまでもない。また，受け持ち患者制が確立されている日勤帯よりも，チーム別に対応する準夜帯・深夜帯においてこのエラーが発生しやすい。準夜帯に眠剤など複数名分を同時に持参して与薬する際に，患者の混同が起きていた。また，休み明けの勤務などで担当者が患者と馴染みが少ないときにも起こっていた。

● **注射と異なる内服与薬特有の対象エラー発生要因**

注射にはない内服与薬特有の要因として，患者やベッドネームの氏名の確認をせず与薬（配薬）する状況でのエラーが存在する。つまり，患者不在時に配薬したことや，ベッドネームのないところで与薬したことによるエラーである。前者は，配薬時に患者が不在であったためオーバーテーブルの上に薬を置いてきた際のエラーである。患者と応答を交わさないため，思い込みで配薬する危険性がある。一方，後者は，患者が眠剤をナースステーションに取りにきた際や，デイルームなど患者名を確認しにくい状況で与薬した際のエラーである。当事者の記憶に頼った患者確認は注意しなければならない。

● **薬剤（内容）エラーは4種類のエラー**

薬剤（内容）エラーでは，業務連携の際の伝達不良や与薬途中の中断・多忙・過緊張・タイムプレッシャーなど，注射と共通した要因があがっていたが，注射にはない内服与薬特有の要因の主なものを「投与忘れ」「中止すべき薬を投与」「異なる薬を投与」「重複投与」の4種類であげてみる。

● **投与忘れの要因としての複数の保管場所**

内服与薬特有の「投与忘れ」の要因としては，保管場所の違いからくる忘れがある。定期薬でも冷所保存している薬（水薬，点眼薬，抗けいれん剤の坐薬，冠拡張薬などの貼付薬など）などが忘れやすい。また，薬剤科からの払い出し形態の違いによる投与忘れにも注意すべきである。薬包に複数の薬剤が1包化されて払い出された薬と，シートで払い出された薬が混在するときなどで，すべての内服薬が1包化されているような錯覚に陥り，シートの薬を与薬し忘れた事例があがっていた。

● **忘れやすいイレギュラーの投与時期**

投与時期設定による忘れも注意しておきたい。内服薬のほとんどは食後に服薬させるが，まれに食間・食前薬もある。眠前でも鉄剤のように定期的に服薬させる薬がある。こうした食後以外の，投与時期が非定型的な内服薬が忘れやすい。検査などで禁食し，終了後に摂食させる際などではとくに食前薬を忘れやすい。

● **病態と薬剤を一元的に理解した与薬の重要性**

特殊な治療に併用する期間限定薬も忘れやすい。がん化学療法をサポートするために処方されたロイコボリンなどの忘れが数件みられた。こうした特殊治療と関連した内服薬の忘れは，併用の意味を与薬者が把握していなかったり，あるいはその重要性から，カーデックスなどの別の場所に保管したことが原因となっていた。

内服薬は病態や状況に応じて，一時的に中止することがしばしばあるが，中止すべき薬をそのまま投与してしまうというエラーもよく起きている。たとえば，患者の血圧や血糖値などの測定値によって，投与・非投与の判断を与薬者に任せられた薬で，そうした条件設定があること自体を与薬者が忘れていた事例や，術後に病態の改善で不必要になった薬が中止されずに投与された事例があがっていた。病態変化や治療に関する情報と与薬が一元的に把握できていない与薬者では，この種のエラーが起こりやすい。

● **血糖降下剤服用患者には検査絶食の有無の確認**

内服薬は絶食による検査の前に一時中止することもしばしば生じる。内服薬は通常，摂食できる状況下で与薬されるものである。とくに血糖降下剤の与薬は，摂食の前提は必須である。与薬者のなかで「検査⇒絶食⇒与薬中止」という情報の関連づけが不十分なために中止されなかった。とくに準夜や深夜帯では，勤務者1人がチームの多数の患者を担当するため，病態や治療・検査の情報と与薬情報が一元的に把握しにくいので，日勤の受け持ち看護師が正確に情報を伝達する方法を考えなければならない。

● **夜間，休日の病棟保管薬一時使用での薬剤間違い**

準備過程でも述べたが，まったく異なる薬を投与するというエラーは，注射よりはるかに少ない。それは，内服薬の場合は臨時処方でも薬剤科から患者単位で払い出されるためである。したがって，エラーはほとんどは発

熱，疼痛などの屯用で，病棟保管薬を投与する際に起きていた。とくに多いのは坐薬での誤りで，緩下剤と鎮痛剤を取り違える事例，規格間違い事例が最も多くあがっていた。また，救急入院などでせかされたり焦ったりする状況下で，病棟保管薬から一時借用して投与する際にも起きていた。病棟保管薬は薬効が明確にわかるような保管が望ましい。

● 複数の夜勤者による眠前薬の重複投与を防ぐルール

複数の看護師が別々に投与し，結果的に倍量投与に至った事例が眠前薬でみられた。患者が2人の看護師に眠剤を要求し，看護師は互いの多忙さをカバーしようと代理的に各々が与薬した事例や，ほかの看護師の与薬のサインがなかったために与薬者が未投与と勘違いした事例があった。受け持ち看護師が与薬を担当する日勤帯と比べて，とくに準夜帯の眠剤与薬は業務が集中する時間帯に患者からの要求が生じやすく，かつ，1人の看護師が馴染みの薄い多数の患者の与薬にあたることからこうしたエラーが生じやすい。与薬行為に関しては役割分担を明確にし，依頼するときはそれなりのルールを設けるべきである。

重複投与するというエラーでは，変更前と後で異なる抗生剤などが重複投与されるケースや，糖尿病の患者で血糖降下剤の開始にもかかわらず，インスリンの伝票が残っていたために重複投与された事例があった。

1回量に分けておくという準備過程を経ずに，与薬者がその場で薬袋から処方箋をみながら与薬する際に，用法用量の誤りが生じていた。また漸増減する薬剤（副腎皮質ステロイドやワーファリンなど）で，薬剤量の変化と病態情報の双方の伝達が不十分なために量間違いが起きた事例もあった。

● 処方日と投与日が異なる場合は期日を明確に

投与日に関するエラーとしては，処方日と異なる投与日を設定した薬剤や，抗がん剤・副腎皮質ホルモン・新生児のビタミンK剤などの投与日限定の薬剤でのエラーがあがっていた。薬袋や処方箋への期日指定の記載を明瞭にする工夫が必要である。

また，投与時期・時刻のエラーでは，処置の多い時間帯に時刻設定された薬が忘れられやすい。鎮痛のために麻薬などを定時に服用している患者が複数名存在している状況のとき，それぞれで時刻設定が異なれば混乱が生じやすい。設定時刻を病棟内で一定の時刻にしておくことが望ましい。

● 胃管注入と静脈ラインの間違い防止に口径の異なるラインの採用

注射でも多数あがっていたが，胃管とIVHの注入ルートに関する事例が十数例もあった。三方活栓が両者についていることによる錯覚を，その要因にあげた事例が多かった。また，きわめて示唆に富んだ1事例として，胃管注入時にたまたま抗生剤の点滴が終了したことから，注入薬をヘパリンロック用のヘパリン生食と勘違いし誤注入しかけた事例があげられていた。こうしたエラーが微妙な認知・判断上のミスから生じることを考えれば，口径の異なるラインの使用は必須と思われた。

● 外用薬の間違い，外用薬と似た内服薬に注意

眼軟膏と皮膚軟膏の間違いや，ラキソベロンを点眼しかけた事例，点眼薬と点耳薬を間違いかけた事例がみられた。誤りやすい薬剤の外装に対する改善も必要と思われた。

そのほかの重要なエラーとして，点眼薬の左右間違いがある。とくに実施者からみて左右と勘違いした事例が数例あがっていた。また，禁忌薬に関する情報共有が不完全であるために，禁忌薬が投与されかけた事例などもあがっていた。

与薬される患者に起因するエラー

エラーとその発生要因が与薬された患者にあるものをあげている。

● 注射よりも手軽になりやすい患者確認に注意

看護師の呼名に対する患者の誤応答による対象エラーや認知症・小児患者など，他患者のベッドに臥床しているために本来の患者と間違って与薬するエラーは注射同様であった。注射に比べて内服薬は与薬行為が手軽であるために，患者確認も手軽にすませることからエラーもより発生しやすい。

● 一斉集合型の与薬形態をとる精神病院特有の要因

精神病院の事例には，他患者が与薬を待つ患者の列に横から割り込んだり，他患者の薬を横からとろうとする事例が多数みられた。前述の与薬時の発生要因でも触れたが，一般病院とは異なる精神病院特有の与薬形態に加えて，精神患者の特性ともからんだ対象エラー発生要因となっている。

● 高齢患者の服薬自己管理能力の判断基準作成

坐薬を誤って服用した事例，ヒートシールごと服用した患者の事例もあがっており，高齢者に対してはこうした説明も重要であるが，それ以上に服薬の自己管理が可

能な患者か否かの判断にかかわる問題ともいえる。

■ 与薬後の観察，管理に関するエラー

● 服薬確認の徹底や外泊・外出・退院時の内服薬確認の仕組み

　配薬したものの服薬できていなかった事例があった。少なくとも重要な薬剤は，服薬確認を徹底するため，患者のベッドサイドに服薬チェックカードのようなものを作成し，患者・看護師双方の注意を促す方法もよい。外泊・外出時の薬剤持参忘れや，退院時処方薬の忘れ・誤り事例も多数あがっていた。外泊・外出時や退院時には，一連の確認すべき項目をチェックリスト化しておくことである。

精神病院・病棟における内服与薬エラーの特性と要因

■ 精神病院と一般病院のエラー内容の違い

　一般病院における対象エラーが全体の41％であるのに対し，精神病院におけるそれは，81％と約2倍の大きな割合を占めていたことは先に述べた。精神病院と一般病院とで，対象エラーの発生要因に質的な差があるか否かを明らかにするために，「内服与薬エラー発生要因マップ」では，対象エラー事例の発生要因を一般病院と精神病院に分けて整理した。その結果，精神病院における要因は，一般病院におけるそれと異なり，ある程度限られた要因に絞り込むことができることがわかった。そこで，要因として多かったものをあげてみると，以下のようになった。

◆ 与薬時におけるエラー発生要因
　①同姓や類似氏名の患者と混同
　②同室，隣に並んでいた患者と混同
　③体型，顔貌が似た患者と混同
　④与薬中に他患者のトラブルや話しかけで注意分散
　⑤与薬中に他患者のせかしや横やりなどによる過緊張
　⑥一時に大勢の患者が並んだことによる焦り
　⑦排泄介助など療養上の世話業務など，他業務との重なりで焦り
　⑧担当者が新人，勤務移動したばかりで，あるいは患者が新入院のために患者と氏名が一致せず

◆ 与薬される患者自体にかかわる要因
　①看護師の呼名に誤応答
　②他患者が薬を横から取ろうとする
　③与薬を待つ患者の列に横から割り込み

■ 対象エラーの発生は与薬形態と患者要因が関連

　上記の要因の多くは，ナースステーションの前やホールなどに食後，患者を一斉に集合させ順次与薬していく

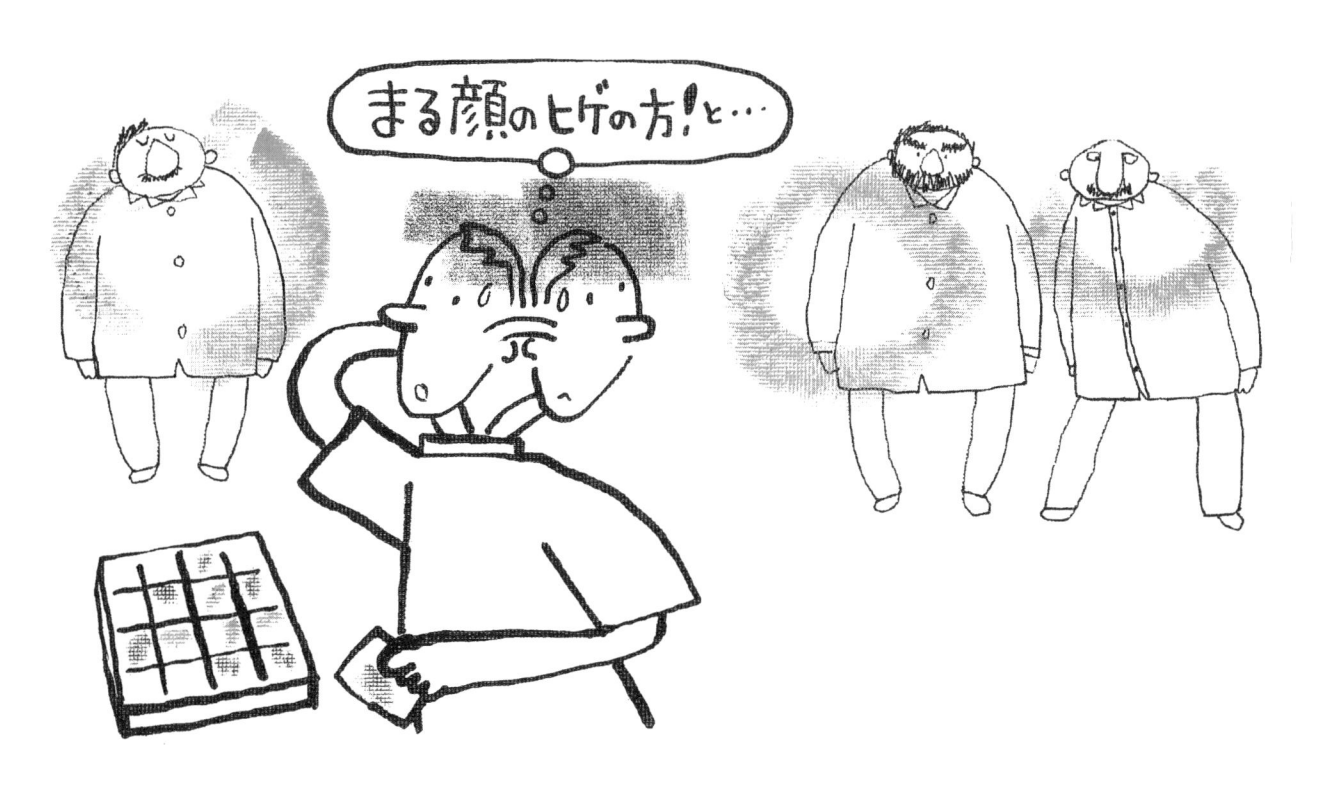

という精神病院特有の与薬形態と，その際に秩序を保てない患者側の要因によって生じていた。つまり，エラー発生には以下の理由が考えられた。

① 患者名の記載がない場所での与薬であるため，担当者の記憶や患者の呼名応答に依存して与薬をすることから，患者確認が不正確になりやすい。
② 前もってベッドサイドに配薬しておくことが可能な一般病院の与薬に比べて，一斉与薬の形態では多数集まった患者が，秩序正しく待機することができなかったり，集まった患者間でトラブルが生じるなどで，与薬者の注意分散や過緊張が生じやすい。
③ 多数の患者に食後一斉に与薬しなければならないことから，とくに準夜帯など勤務者の少ない勤務帯では，排泄介助などの療養上の世話と重なることが多く，担当者に焦りが生じやすい。

■ 精神病院の対象エラー防止で望まれること

● 秩序維持のために複数スタッフで与薬

こうした要因への対策としては，並んだ患者の秩序を維持するために，複数のスタッフで与薬する形をとることである。また，他業務による中断や，タイムプレッシャーによるエラーを防ぐためには，人員の少ない勤務帯での与薬ではその時間帯に適切な人員を確保するための柔軟な勤務体制をとることも必要になる。

与薬者の記憶と患者の呼名応答に頼る患者確認の方法で，患者誤認を防ぐには限界がある。長期入院の患者に対して長期勤務者で可能だった患者確認が，なじみの薄い短期入院患者に対しては，また新人や新勤務者では不正確になりやすい。しかし，一般病院の患者のようにネームバンドを，精神疾患患者に装着させることは困難とも考えられる。何かの生体情報で患者名を簡単に自動認識できる機器が開発されれば，この種のエラー対策にきわめて有効と思われる。

● 精神病院で対象エラー以外のエラーが少ない理由

精神病院で，対象エラー以外の薬剤内容や量に関するエラーの発生が一般病院に比べて少ない理由は，病態の変化が一般病院よりも少なく，薬剤などの変更・中止が少ないこと，また薬剤科から1包化された形で払い出されることが多いことから，混乱が少ないためと考えられた。

与薬エラーを生じさせる内服薬特有の5要因

業務プロセスで，内服与薬エラーとその発生要因を定性的に整理・分析していくなかで，内服与薬を混乱させる内服薬に特有な5要因の存在が明らかになった（表3）。これら5要因は内服与薬エラーがなぜ起きるのかを理解し，対策を検討するうえで，整理しておかなければならない薬剤と，その保管にかかわる問題である。

■ 複数の処方者の存在による混乱

高齢患者は合併症も多く複数の診療科を受診するために，表3-1)のように複数処方者の薬剤が病棟で管理される。しかし，これらの薬剤を一元的に把握できていないことから生じるさまざまなエラーがあった。

● 処方者によって開始日や処方日数，更新日が異なることによるエラー

主治医以外の薬剤は投与開始日や処方日数，更新日もまちまちで，また与薬の意義の理解も不十分になりやすいことから与薬を忘れやすい。また，残薬があるのに再診して重複投与になった事例も起きていた。

● 他科医師の処方でのエラー

医師も，ほかの医師の処方内容を十分把握せずに処方して，一部の薬剤が重複して与薬されたり，併診した外来医師が患者に対する情報不足で，禁忌薬を処方した事例があがっていた。また，往診した他科医師が病棟で処方する際には，患者名を正確に記憶していないことなどから，類似した名字の患者のエンボスカードを押し間違えることもあるため，指示受けの際にはチェックを怠らないことである。

● 複数処方者の薬剤の一元的な管理の必要性

処方者の異なる複数の内服薬に関して，その内容と臨床的意味はもとより，開始日，服用終了予定日あるいは更新日に関しても，受け持ち看護師以外がみても把握できるように一元的に管理しておく必要がある。

■ 与薬管理上，質的に異なる複数の薬剤の存在による混乱

種々の疾患をもつ患者や高齢患者では，定期薬，臨時薬合わせて多種類の内服薬が投与されているのが一般的である。しかし，それらの薬剤をよくみると，与薬管理上，質的に異なった薬剤からなる。

●病態に応じて複雑に変化する薬剤エラーが多い

安定した基礎疾患に対し，ほとんど変更なく恒常的に投与される定期薬がある。たとえば，降圧剤などである。その一方で，病態や治療内容で漸増減しなければならない薬剤がある。ステロイドや血糖降下剤，ワーファリンなどである。また，特殊治療に併用して期日・期間限定で投与しなければならない薬剤がある。たとえばがん化学療法に併用されるロイコボリンなどである。また，薬効上投与日が決まっている薬剤では新生児の核黄疸防止に使われるビタミンKなどがある。そして，手術・検査などの前・後にのみ投与しなければならない薬剤など，量や投与方法に注意を払わなければならない薬剤が定期薬・臨時薬双方に存在する。

表3-2)では定期薬を4種類，臨時薬を6種類に分け

表3 内服与薬を混乱させる内服薬特有の5要因と対策

(＊下線の薬剤でエラーが発生しやすい)

5要因とその内容	対策
1) 複数の処方者の存在による混乱 高齢患者は合併症も多く複数の診療科を受診するために，下記のように複数処方者の薬剤が病棟で管理される。下線の薬剤は，投与開始日や処方日数，更新日もまちまちで，また与薬の意義も理解不十分になりやすいことが，与薬忘れの要因となっている。医師も他の医師の処方内容の把握が不十分で，一部の薬剤の重複処方が起きやすい。また，往診した他科医師が病棟で処方する際に，患者とのなじみが薄いことからエンボスカードの押し間違いなども起こりやすい。 〈処方者〉 　①主治医の処方薬剤 　②併診科の処方薬剤(病棟往診で処方，外来受診で処方) 　③院外の医療機関の処方薬剤	主治医以外の処方薬の臨床的意義と開始日，服用終了予定日，更新日に関しても，受け持ち看護師以外がみても把握できるような整理
2) 与薬管理上，質的に異なる複数の薬剤の存在 多種類の内服薬が投与されている患者では，定期薬，臨時薬双方に下記のように与薬管理上質的に異なる薬剤が存在する。下線の薬剤は，病態に密接に関連して変化する薬剤で，正確な与薬のためには与薬と病態の一元的理解が必要であるが，その理解が不十分なために，変更前・後の薬剤が重複投与されたり，中止忘れ，投与日・期間の誤りが発生しやすい。注射に比べて内服与薬の背景の病態変化は目立ちにくいことも，与薬と病態の一元的理解を困難にしている。 〈定期薬〉 　・慢性疾患に対し，恒常的変化なく投与される薬剤 　・病態などの条件で週単位で変化しうる薬剤 　・当日の条件や治療によって変化しうる薬剤 　・特殊薬剤(MSコンチンなど) 〈臨時薬〉 　・定期薬へ移行する薬剤 　・マイナーエピソードに対する薬剤(感冒薬など) 　・数日単位で漸増・減する薬剤(ステロイドなど) 　・特殊治療と併用する投与期間限定薬剤(ロイコボリンなど) 　・検査や手術の前投薬・後投薬の薬剤 　・病状の安定で注射薬から移行して内服薬に切り替わる薬剤	患者の病態と与薬の一元的理解の促進 ①患者の病態を把握しやすい看護方式 ②変更・中止薬に関連した病態変化の記録の充実 ③一元的理解を促進する院内教育の充実 ④与薬3部門のコミュニケーションの強化
3) 用法・用量の異なる複数の薬剤の存在 多種の薬剤それぞれに下記のように用法の違いが存在することも与薬時の混乱を誘発している。一般に1日3回食後の与薬は誤りが少ないが，下線のような食後以外の投与時期の薬剤や，3回以外の投与回数の薬剤で用法の誤りが起きやすい。また，1回1錠の複数の薬剤に混じって，1錠以外の薬剤が処方されているときに用量の誤りが生じやすい。一般に，多様な用量・用法が設定された複数薬剤の処方で，与薬時の用法・用量の混乱が生じやすい。 〈投与時期〉 　・食事との関連で投与する薬剤 　　①食後　②食前・食間 　・食事との関連なく投与時刻が決められている薬剤 　　①定時に投与 　　②不定期な時刻に投与(前投薬など連絡を受けて投与) 　　③眠前薬 　・患者の希望に応じて投与する薬剤 〈投与回数〉①3回(毎食後)　②3回以外 〈投与量〉①1錠　②1錠以外	病棟で配薬単位に分ける必要がなく，与薬内容全体が視覚的に捉えられる払い出しの形であれば与薬準備・与薬時の混乱は少ない。受け持ち看護師単位で配薬時にベッドサイドまで持ち運べるカセット方式は用法・用量のエラーを減少すると思われる。

4）薬剤科からの薬剤払い出し形態による混乱 薬剤科から払い出された薬剤を病棟で配薬単位の1回分，1日分に小分けする際の用法・用量の誤りも多い。シートになった薬剤を用法ごとに薬袋に入れて払い出す形態では，1日量で記載する処方箋と，その翻訳形式である1回量記載の薬袋の情報が併存していることもあり，配薬単位に分ける際の用量の混乱の原因の1つとなっている。また，病棟薬と併診している他科外来処方薬とで払い出しの形が異なることから生じたエラーもある。 〈払い出し形式〉 　・配薬単位に分ける必要がある形で払い出された薬剤 　　①1用法1用量ごとにシートで払い出し 　　②用法ごとに複数の薬剤のシートで払い出し 　・配薬単位に分ける必要がない形での払い出し 　　①カセット方式　②1包化した形で払い出し　③シートを配薬単位に細分して払い出し	
5）複数の保管場所と保管形態による混乱 薬剤が種々の場所に保管されたり，保管形式も混然としていることが与薬業務を複雑にし誤りの要因となっている。たとえば，眠剤が別途保管されていたことから複数の看護師が重複与薬したり，変更・中止薬が近傍に保管されていたことから変更前後の薬剤が重複投与されるなどである。 〈保管場所〉 　・室温保管の薬剤 　　①通常の保管場所　②屯用薬，眠前薬などで別途保管 　・冷所保管の薬剤（主に水薬，外用薬） 　　①定期的に用いられる薬剤　②屯用で用いられる薬剤 〈保管形態〉①1患者単位で保管，②複数患者分一緒の保管 〈変更・中止薬の保管形態〉 　①薬剤科に返却，②別の場所に保管，③服薬中の薬剤の近傍に保管	①保管状況が把握しやすい患者単位の保管 ②冷所など別場所に保管する薬剤も，何がどこに保管されているかを明らかにしておく ③変更・中止薬は別の場所に保管か薬剤科に返却

てその質的な違いを示したが，下線で示した薬剤は患者の病態の変化や治療情報と密接にかかわって，臨床経過のなかで変化しながら与薬される薬剤で，かつ，治療上重要な薬剤でもある。そして，内服与薬エラーはまさに，これらの薬剤で起きやすい。

● **患者の病態や治療と与薬の一元的理解の必要性**

これらの薬剤を正確に与薬するためには，なぜ与薬されるのかということ，言い換えれば，与薬とその背景にある病態変化が一元的に理解されることが必須である。しかし，前章で述べたように，注射に比べ内服薬は数が多いうえに，与薬の背景となった病態変化が目立ちにくいこともあって，両者を一元的に理解することは容易ではない。理解しないまま与薬される結果，変更前・後の薬剤が重複して投与されたり，中止するのを忘れたり，投与日・期間を間違えることが多数起こっている。

つまり，これらの薬剤の与薬を確実に行うには，患者の病態や治療に関する理解が欠かせないため，継続して患者を受け持つ看護方式の採用や医師，看護師間のコミュニケーションの改善，病態に対する知識強化が重要となる。

■ 用法・用量の異なる複数の薬剤の存在による混乱

上記に示したように複数の処方者から与薬管理上，質的に異なる複数の薬剤が臨床経過のなかで開始され，変更され，中止されていく。それぞれに用法用量や投与日のバリエーションが存在していて与薬業務を混乱させる。

● **1日3回食後以外の薬にエラーが多い**

表3-3)のように薬にはさまざまな用法がある。一般に1日3回食後の与薬は誤りが少ないが，食後以外の投与時期の薬剤や，3回以外の投与回数の薬剤で用法の誤りが起きやすい。

1回1錠の薬剤が複数処方されているのに混ざって，1錠以外の薬剤が処方されていると，その薬剤の用量に誤りが生じやすい。一般に，多様な用量・用法が設定された複数薬剤の処方において，与薬時の用法・用量の混乱が生じやすい。

■ 薬剤科からの薬剤払い出し形態による混乱

このように多種の薬剤が，多彩な用法・用量で処方されて与薬行為を複雑にしているが，さらに表3-4)のように薬剤科からの払い出しの形にも影響される。

● 配薬単位に分ける際の用法・用量のエラーが多い

　1週間分を月曜日から日曜日まで，朝・昼・夕・眠前に分けた形で払い出される与薬カセット方式では，準備プロセスは不要で与薬時における混乱も最小である。そのほか，朝昼夕ごとにすべての薬剤が1包化された形，シートを1回分ずつカットして払い出される形もある。一方，病棟で配薬単位に分けなければならない払い出しの形態がある。シートの薬剤を用法ごとに薬袋に入れて払い出す形態が最もポピュラーであるが，病棟で配薬単位の1回分，1日分に小分けする際の用法・用量の誤りは多い。1日量で記載する処方箋と，その翻訳形式である1回量記載の薬袋の両方の情報が，準備者や与薬者の目に入ることも，小分け時の用量の誤りの1つの要因となっている。

● 払い出し形態の違いで重複投与

　同じ薬剤が払い出しの形が違ったために，重複投与された事例もある。たとえば，当初臨時薬として処方された薬が定期薬に移行した際に臨時薬ではシートであったが，定期薬では1包化されていたことから，同じ薬と気づかず，移行の境目で1，2回重複投与された事例などは典型的である。

■ 複数の保管場所と保管形態上による混乱

● ほかの場所に保管している定期薬でエラーが多い

　表3-5)にように薬剤がいろいろな場所に保管されていることも，与薬業務を複雑にしている。たとえば，定期薬として処方された水薬や冠拡張剤の貼付剤や抗けいれん剤が冷蔵庫に保管されていたために，与薬を忘れた事例が複数あがっていた。また，眠剤が違う場所に保管されていたことから，複数の看護師が重複して与薬しても発見されなかった事例もあった。

● 複数患者の薬剤や変更前後薬の同所保管もエラー発生要因

　保管形式が混然としていることも誤りの要因となっている。たとえば，複数患者の薬袋が一緒に保管されていて間違ったり，患者ごとの薬剤の全体像がみえない形で保管されているために忘れの原因になった事例もある。また，変更・中止薬が近くに保管されていたことから変更前後の薬剤が重複投与された事例は多い。

　つまり，多種多彩な内服薬の与薬であるからこそ，保管場所とその保管のあり方はできる限りシンプルに明瞭にしておかなければならない。そのためには，保管状況が把握しやすい患者単位の保管は必須である。また，冷所など別場所に保管する薬剤も何がどこに保管されているかを明らかにしておかなければならない。そして，変更・中止薬は別の場所に保管か薬剤科に返却し，明確に保管場所を分けておくことも必要である。

　上記，1)〜3)のように患者の病態の複雑さを反映した混乱に加えて，4)，5)は薬剤科からの払い出しや保管のあり方を反映した混乱が相乗して，内服与薬エラーの混乱要因となっている。

5つの混乱要因への対策

　こうした混乱要因を緩和するためには，患者の病態の複雑さを反映した混乱には患者の複雑な病態を理解し，病態と与薬を一元的に理解するために，継続して患者を受け持つ看護方式や記録のあり方の改善，与薬関連3部門のコミュニケーションの向上，病態生理と薬剤への理解を深めるための知識の強化が重要と思われた。また薬の払い出し保管のあり方に伴うエラーには，患者単位，配薬単位での薬剤科からの払い出し形態，保管状況が把握しやすい患者単位の保管や変更・中止薬の混乱が生じにくい保管への工夫が必要と思われた。

内服与薬と注射エラー発生要因の比較

　前章の注射事例の分析で，注射エラー発生にかかわる主たる8要因を明らかにした。この8要因は内服与薬にも存在するが，両者で質的な差や影響の度合いに差がある。そこで，これら8要因について，注射エラーと内服与薬エラーを比較し，表4に要約した。ちなみに内服与薬エラー発生にとって，注射と同等，もしくはより重要な要因を[◎]，その次に重要な要因を[○]で示した。両者を比較することにより，注射，内服の両与薬エラーの発生要因への理解が深まり，対策を考えるうえでも有用である。

内服与薬エラー防止のキーワードは「情報」

　内服与薬エラー防止の重要なキーワードの1つは「情報」である。「情報」とは2つの意味をもつ。1つは，医師の指示に始まる情報が正確に発信され，与薬業務全プロセスを正確に伝達されなければならない「情報」であ

表4　内服与薬と注射（点滴も含む）におけるエラー発生要因の比較
―― 注射エラー発生要因の分析で明らかになった主たる8要因で比較

エラー発生要因に関する注射と内服与薬の比較	内服与薬上の重要性
1. 情報伝達の混乱	
① 医師の手書き指示の不統一による混乱	△
内服薬の処方箋の記載は注射よりも単純で，記載フォームもほぼ統一され個人差が少ないため，不統一な記載による混乱は，内服与薬のほうが注射よりも少ない。	
② 処方箋の記載（入力）形式の問題	◎
注射箋の記載が「1回量を○回投与」の記載であるのに対し，内服薬の処方箋の記載は「1日量を○回に分けて投与」の記載であるため，1回量の混乱が内服与薬で生じやすい。	
③ 口頭指示による混乱	△
注射は臨時・緊急時の使用も多いため口頭指示も多く，また，切迫，緊張した状況での口頭指示であるために不正確になりやすいのに対し，内服薬の口頭指示は疼痛や発熱時などの屯用の指示がほとんどで，不明瞭な口頭指示による混乱は内服与薬のほうが少ない。	
④ 変更・中止指示の頻繁な発生	◎
変更・中止指示の伝達の不完全さによるエラーは，内服与薬も注射同様に重要である。内服薬のほうが検査などでの一時中止などが頻繁に発生する。注射は変更・中止薬を返品するルールが厳しいのに対し，内服薬はそれほどではないため，変更前の薬や中止薬がそのまま，病棟に保管されることがあり，前後の薬剤が重複投与されたり，変更されずに投与されるというエラーも生じやすい。	
⑤ 複数の情報伝達媒体の存在	○
医師の指示票に加えて，看護職における転記物など，伝達媒体が複数存在することによる混乱は，注射も内服与薬も同様である。内服与薬はさらに薬袋という，薬剤の払い出しの際の薬剤師の転記媒体が加わり，変更指示の際には直しの箇所が多くなるなど混乱がより生じやすい。また，薬袋は処方箋の記載を用法用量として翻訳したもので，1日量を記載する処方箋との記載形式の違いで病棟での与薬時，1回量の錯覚が生じやすい。	
⑥ 看護師間の業務連携における不確かな情報伝達	○
注射は準備者から実施者への不確かな口頭伝達によるエラーが多かったが，内服薬ではむしろ，不確かなまま安易に他の看護師へ協力して代理的に与薬し，結果的に複数の看護師による重複投与といったエラーがみられる。	
2. エラーを誘発する「モノ」のデザイン	
① 薬剤の名称，外装の類似性	△
注射のほうが病棟保管している薬の種類，規格，数ともに多いため名称や外装の類似性や規格など，薬剤のデザイン上のエラーは多い。内服薬はほとんどが薬剤師の調剤を経て払い出されるため，むしろ，こうしたエラーは看護師よりも，医師の処方箋記載・入力と薬剤師の調剤で生じる可能性のほうが大きい。看護師の類似性による薬剤エラーは，屯用薬や同色の水薬などで起きる程度である。	
② 器具・機器の類似性	△
ラインや三方活栓，注射器，医療用ポンプなど多くの器具・機器を使う注射に比べて，内服与薬はこういった「モノ」の使用は少ないため，「モノ」のデザインからくる混乱は少ない。しかし，配薬ケース，トレイ，保管ケースなどでエラーを起こしにくいデザインを検討する余地はある。	
3. 患者誤認を生じさせる患者の類似性と行為の同時進行	◎
実施（与薬）時に氏名や外形，病態，治療など患者の類似性などで患者誤認が生じやすいことは，注射，内服与薬とも同様である。しかし，注射は投注時刻がかなり限定され，同時に複数の患者の点滴を実施・更新することが多いこと，つまり行為の同時性も患者誤認を生じる要因になっているが，内服与薬はこの点の影響は少ない。一方，内服与薬特有の患者誤認の要因として，患者の不在時に配薬することが可能であり，患者を確認せず思い込みで配薬してエラーが生じたり，精神病院などで患者名を確認できない場所（ナースステーションやホールなど）に集合させ与薬する形態をとっている施設では，不確かな確認によるエラーも発生しやすい。	
4. 準備や実施業務の途中中断	△
内服与薬は，注射に比べて準備および実施業務ともに単純であるため，電話やナースコール，他のスタッフからの話しかけなどによる途中中断がエラー発生に影響を与えることは注射よりも少ない。	

5. 不正確な準備作業動作，不明確な作業区分と狭隘な作業空間	○
注射薬は，薬剤科から払い出しが患者単位ではなく，多数患者の1日分一括払い出しの施設もまだ多く，そういった施設では効率上複数患者の薬剤を並列同時混注する際に薬剤や量のエラーが多く生じていた。また，準備空間の狭さもエラー発生に関連していた。一方，内服薬は患者単位の払い出しであっても，用法ごとに複数日分シートでまとめて払い出す形式をとる施設が多く，配薬単位（1回量，1日量）に分ける際に用法用量のエラーが生じていたが，準備そのものが注射に比べて単純であるため，作業動態や空間の狭さによるエラー発生は少ない。	
6. タイムプレッシャー	○
注射は限られた時間内や時刻に複数の点滴を準備，実施・更新しなければならなかったり，緊急を要する状況で実施されることも多く，また，実施には個人の技能も影響するため，タイムプレッシャーにさらされやすいが，内服与薬は余裕のあるときに前もって計画的配薬することが可能で，かつその業務も注射より単純であるため，タイムプレッシャーによるエラーは注射に比べてはるかに少ない。ただし，精神病院などで食後に1か所に集合させ一斉に与薬するという形態をとっている施設では，患者からのせかされたり他業務との関連でタイムプレッシャーが生じやすい。	
7. 病態と薬剤の一元的理解の不足	◎
注射は acute あるいは major な病態とその変化を反映しているのに対し，内服薬はどちらかといえば，basal, chronic あるいは minor な病態とその変化を反映している。したがって，注射，内服与薬ともに，患者の病態情報と薬剤知識の不足から，両者を一元的に把握できていないことがエラー発生の重要な要因になっている。また，内服薬は反映した病態変化が注射に比べて注意をひきにくく，さらに薬剤の種類も多いため，注射より理解が不十分になりやすい。	
8. 新卒者の臨床知識・技術の不足	△
注射は投与方法や速度を誤ってはならない薬剤，複数の規格や種類があって投与方法が異なる薬剤など危険性に関する知識と，三方活栓や医療用ポンプを扱う技術の両者が必須である。これら知識・技術の不足した新人のエラーが多かったが，内服薬は注射に比べて危険な薬剤も少なく，技術も必要ないことから，発生要因としての新人問題のウエイトは低い。	

る。そしてもう1つは，患者の病態と与薬が一元的に把握されるために共有されなければならない「情報」である。

注射，内服という与薬行為は，患者の病態・治療の経過を最も反映した医療行為である。したがって，患者の病態と与薬を一元的に理解することが与薬エラー防止上不可欠である。そのためには，情報の共有をスムーズにする電子カルテをベースにした病院情報システムの普及，与薬3部門の協調と連携の向上，看護師が患者の病態・治療内容をより理解しやすい看護方式の採用，そして最後は，共有した情報を一元的に理解するための院内教育が重要ではないかと思われた。

内服与薬エラー発生要因マップの活用について

与薬業務は注射，内服ともに施設によって，また，病棟によってもかなりのバリエーションがあることは指摘したが，与薬エラーの防止を考える際に，1つの施設にあっても一律にはいかない問題は，この業務形態の差による部分も大きい。「マップ」で示した要因は，218施設の複数病棟の与薬業務プロセスにおいて発生したものである。したがって，すべての施設・病棟でこうしたエラーが起こりうるわけではない。

そこで，まず病棟ごとに，現状の与薬業務のフローを定期・臨時薬ともに，医師の指示から与薬にいたるまでを整理し，「マップ」の要因のうちですでに起こっているもの，あるいは起こりうるものを明らかにすることである。どのプロセスで，どのような状況・要因でどのようなエラーを起こしうるのかを，重要性から優先順位をつけてスタッフにフィードバックする。各業務プロセスの危険要因を，各人が認識することから事故防止が始まる。

次に，各プロセスにおける要因のなかで，与薬の業務システムのあり方にからむものに対しては，看護部門単独で改善可能なことと，ほかの部門がからみ組織的対応が必要なものに分け，短期的で取り組める問題，長期的な視野のなかで解決を図らなければならない問題を整理し，それぞれのテーマにワーキンググループを発足させて，対応策を検討していくのがよい。

I 診療の補助業務におけるエラー発生要因と対策

3 チューブ類の管理

収集された11,148事例のうちの，ライン・チューブ(以下，チューブ類と略)の管理に関する事例は700事例(6.3％)を占めており，診療の補助業務においては，与薬(注射，内服)の次に多い事例数であった。

チューブ類の管理は，与薬のように医師の指示⇒指示受け⇒準備⇒実施という業務プロセスは形成していないことから，業務プロセスでの事例整理にはなじまない。そこで，情報上分析可能な512事例をエラー・トラブル(以下，エラーと略)の内容を5種類「はずれ」「閉塞・開放忘れ」「抜去」「切断」「そのほか」とチューブの種類5種類「1)中心静脈カテーテル」「2)ドレーン」「3)気管チューブ・気管カニューレ」「4)膀胱留置カテーテル」「5)そのほかのカテーテル」，すなわち，5×5＝25のマトリックスに分け，エラーとその発生要因を整理した。つまり，どのようなチューブで，どのようなエラーがなぜ起きるのかを表現する形である(別表：「チューブ類の管理エラー発生要因マップ」)。

なお，経管栄養のために挿入された胃チューブに関する事例は「経管栄養にヒヤリ・ハット発生要因表」で整理したために本対象から除外した。排出用の胃チューブ事例はドレーンのマトリックスのなかで整理した。

エラーの内容別事例数割合(表1)

エラーの内容別に事例数割合をみると，チューブのはずれが35％，閉塞・開放忘れが19％，抜去が40％，切断が5％であった。チューブの種類別にみると，中心静脈カテーテルでは半数以上がはずれで，ドレーンや気管内チューブでは6〜7割が抜去であった。

表1　チューブ類の管理エラーの各マトリックスにおける事例数と割合

	1. 中心静脈カテーテル	2. ドレーン	3. 気管チューブ，気管カニューレ	4. 膀胱留置カテーテル	5. その他のカテーテル	合計
A. はずれ	145	8	19	0	7	179
	28.3%	1.6%	3.7%	0%	1.4%	35.0%
B. 閉塞・開放忘れ	53	21	8	14	1	97
	10.4%	4.1%	1.6%	2.7%	0.2%	18.9%
C. 抜去	50	60	69	11	15	205
	9.8%	11.7%	13.5%	2.1%	2.9%	40.0%
D. 切断	6	9	0	6	3	24
	1.2%	1.8%	0%	1.2%	0.6%	4.7%
E. その他	3	4	0	0	0	7
	0.6%	0.8%	0%	0%	0%	1.4%
合計	257	102	96	31	26	512
	50.2%	19.9%	18.8%	6.1%	5.1%	100%

〈上段：事例数　下段：事例割合〉

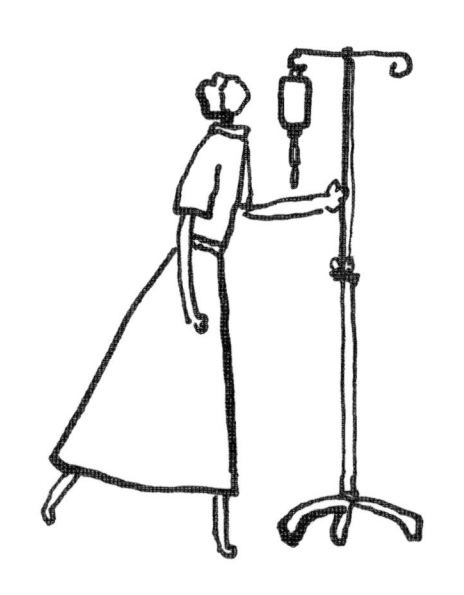

エラー内容とチューブの種類からみた発生要因

■ はずれ

1) 中心静脈カテーテルのはずれ
● 三方活栓のはずれが圧倒的に多い
　輸液セットと三方活栓の接続部分が自然にはずれる事例が非常に多かった。また、三方活栓から側注したあとに接続が甘かったことが原因ではずれる事例、三方活栓の開き忘れで回路内圧が高まり、三方活栓部ではずれた事例も多かった。そのほかの接続部でのはずれもあったが、圧倒的に三方活栓部でのはずれの割合が高い。中心静脈ラインのはずれによる出血での死亡事故が報道されていることを考えると、三方活栓を用いない閉鎖式輸液回路か、少なくともロック式の三方活栓の採用が求められる。

● 体位変換・移乗時のラインに注意
　患者の体動や移動によるラインのはずれもきわめて多い。そのなかには、看護師による体位変換・移乗などの際に、注意を怠ったためにはずれた事例も多かった。たとえば、ギャッジアップしていたベッドを降ろすときにラインがベッドに挟まれてはずれるなどである。看護師によるものは、ケアの手順のなかでのチェック事項として確実な習得が必要である。

● せん妄・認知症患者、小児の引っ張りによるはずれ
　不穏・せん妄などの意識障害や認知症など認知機能障害患者、小児が引っ張ってはずれる事例もきわめて多かった。

2) ドレーンのはずれ
● 体動時の力のかかりで接続部のはずれ
　ドレーンでは接続部の絆創膏のはずれが重要である。とくにドレーンは排液バッグをベッド柵に結んで固定していることが多く、患者の体動の際にドレーンが引っ張られやすく接続部のはずれが起きやすい。患者の体動の範囲を想定し、接続部に直接力がかかりにくい固定にしておかなければならない。

3) 気管チューブ・気管カニューレのはずれ
● 接続部への力のかかりを減らす回路のアーム調整
　気管チューブ・気管カニューレでは、レスピレータの回路とチューブの接続部が、患者が体転したときにはずれる事例や、痰の吸引後の再接続した際に接続が甘くはずれる事例もあった。アームを調整し回路にゆるみをもたせて、接続部に力がかからないように、かつ、多少体動があってもはずれや抜けが起きないように調整しておかなければならない。万一、回路へ強い力がかかった際に気管チューブごと抜けるよりは、接続部からはずれるほうがよいため、強固な接続がよいというわけではない。

4) そのほかのカテーテルのはずれ
● 病衣交換時のAラインのはずれ
　Aラインの事例として、病衣交換時に無理に病衣に袖を通した際にはずれた事例や、採血後に接続が甘くはずれて出血した事例があった。

■ 閉塞・開放忘れ

1) 中心静脈カテーテルの閉塞・開放忘れ
● 三方活栓の扱い、輸液ポンプ操作エラーによる閉塞
　三方活栓の操作間違いでロックされ、クランプ状態になっていた事例が多数あがっていた。また、輸液ポンプのアラーム操作後開始ボタンを押し忘れるなど、ポンプ操作エラーで閉塞した事例も多かった。

● 薬剤の配合変化による閉塞
　注入した薬剤の反応、たとえばイソゾール持続注入中に閉塞した事例など、配合変化による特殊な閉塞事例もあった。

● 滴下調節不良による閉塞
　滴下調節不良による閉塞事例も多かった。点滴速度がいつの間にか早まり終了していたことや滴下不良を気づかずに閉塞した事例、散歩中に落差が少なくなり滴下不良になって閉塞した事例があがっていた。

● 睡眠中のラインの敷きこみによる閉塞
　患者の要因として、患者の無意識行動による、たとえば、睡眠中ラインを敷いていた事例もあった。睡眠中もライン走行に注意しておかなければならない。
　また、はずれ同様、理解力の乏しい患者が三方活栓をいじって閉塞させた事例もみられた。
　そのほか、バンドにラインが巻き込まれ閉塞した事例(鼠径部から挿入していたラインがヘルニアの固定バンドに巻き込まれるなど)があった。

2）ドレーンの閉塞・開放忘れ
● ケア後に開放忘れ

中心静脈カテーテルと同様な三方活栓の操作間違い事例のほかに、ドレーンを閉じて何かをしたあとに開放を忘れた事例が多かった。看護師が排液をする際にクランプしたあとで開放を忘れたり、クランプして行う処置中に他業務が入り中断したことで注意が分散し、開放を忘れた事例があがっていた。

そのほか、チューブ内の残渣に対する観察不足でドレーンの閉塞した事例もあった。

3）気管チューブ・気管カニューレの閉塞・開放忘れ
● 分泌物貯留やチューブの屈曲による閉塞

気管チューブの閉塞は気道内圧の上昇により、圧外傷の原因となることからきわめて重要である。事例では分泌物多量でチューブ内が閉塞した事例、患児の円坐枕がずれて首が屈曲し気管チューブも屈曲した事例があがっていた。また、回路の重みで屈曲が起きることもある。回路を固定するアームの調整を適切に行わなければならない。また、チューブの固定不良やバイトブロックの位置が屈曲の原因ともなるので注意を要する。

4）膀胱留置カテーテルの閉塞・開放忘れ
● 体位によるつぶれ、下敷きによる閉塞

看護師による体位変換・固定によりカテーテルがつぶれた事例として、手術室での側臥位体位での転落防止のために腸骨につけた側板でカテーテルがつぶれた事例、患者の身体の下敷きになったり、患者が自分の足でカテーテルを踏んでつぶれた事例もあった。そのほか、尿中の沈殿物による閉塞、カテーテルクランプの開放忘れもあった。

■抜去

1）中心静脈カテーテルやドレーンの抜去
● 看護師による体位変換や移動時のひっかかりで抜去

中心静脈カテーテルやドレーン挿入部の縫合糸の自然なはずれ、ゆるみにより抜けた事例、移動や体動による抜けの事例として、看護師によるベッドやストレッチャーから何かに移乗するときにラインやドレーンが何かにひっかかって抜ける事例があがっていた。とくにドレーンはクランプに用いた鉗子がひっかかりやすく注意を要する。

● 患者の自力体動によって力がかかり抜去

患者が自ら座位になろうとして、あるいは、トイレ・洗面に行こうとしてライン、ドレーンが引っ張られる事例があった。一方、せん妄・不穏など意識障害患者の体動や自己抜去事例も相当数あがっていた。

2）気管チューブ・気管カニューレの抜去
● チューブの固定・把持をせず1人でのケアは危険

首ひも・ガーゼ交換時にカニューレを十分支えずに交換しようとしてカニューレが抜けるなど、処置などで固定ひもをゆるめたときに抜けた事例が目立っていた。また、体位変換後に抜けた事例、吸引時に気管チューブから蛇管をはずしていたときに、患者の予期せぬ体動で抜けた事例があがっていた。気管チューブ挿入患者に看護ケアを行う際には、必ず1名がチューブを固定・把持しておかなければならない。したがって、ケアは必ず複数名で実施することをルール化しておく。

● 気管チューブの抜去にはさまざまな要因

気管チューブの固定テープがよだれで濡れてはがれたために抜けた事例があった。固定テープは汗や皮脂でもはがれやすくなる。頻繁の貼り替えは皮膚への刺激や損傷の原因ともなるので、固定を維持するための適正な貼り替えが求められる。そのほか、嘔吐など患者の生理的反射であわてて顔を横に向けた際に気管チューブが抜けた事例もあった。ほかのチューブよりも抜けの要因が多く、また抜けによる影響も重大であることから、気管チューブに関してはとくに看護技術・知識の強化が必要である。清拭時、タオルが無意識に触れ気管ボタンが抜けた事例もあり要注意である。患者が首まわりのかゆみのために触れて抜いた事例もあるので、患者の首まわりの不快さへも気を配らなければならない。

そのほか、延命希望しない患者が抜去した事例もみられた。

3）膀胱留置カテーテルの抜去
● 手術台からベッドへ移乗時に引っ張られて抜去

膀胱留置カテーテルでは、麻酔導入後、バルンカテーテルのテープ固定を行わないまま体位変換し、腹臥位にしたために抜けるなどのカテーテルの固定忘れや、トランスムーバーからベッドへ移乗時、布団のなかにバルンバッグがからまって入っていたために布団と一緒に引っ張られ抜けるなどの手術室の事例があがっていた。不穏患者のカテーテル自己抜去、そのほかのカテーテルでは

同様に体位変換で硬膜外カテーテルが抜けた事例，不穏患者(術後など)の自己抜去事例があった。

■ 切断

● 包交時のはさみ使用は誤切断の危険

処置中に看護師が誤切断するものと患者自らが切断する2つに整理された。誤切断では，中心静脈カテーテルの刺入部，ドレーンの挿入部の包交時などで焦っていて，はさみでガーゼを切るつもりがカテーテルを切断した事例，気管チューブを固定していたテープをはさみで切る際，カフも一緒に切断した事例，また，硬膜外カテーテルを固定テープと一緒に切断した事例があがっていた。はさみの使用は危険である。

● 意識障害・認知機能障害患者の自己切断

はずれや抜去と同様に，せん妄など意識障害・認知機能障害の患者(認知症患者など)がはさみ・カミソリで切断した事例が，また，両手は抑制されたままで頭を持ち上げカテーテルを歯でかみ切った事例もみられた。

■ そのほか

● カテーテルにコッヘル，ペアンを使用し折れ

中心静脈カテーテルの折れの事例があがっていた。ドレーンチューブの要領でラインを根元より交換時，コッヘルでクランプしたためにカテーテルが折れたものや，ペアンで固定してはずそうとしたときに折れたという事例があがっていた。

● 胸腔ドレーン操作時，胸腔内陰圧の認識の重要性

ドレーン操作ミスとして，胸腔ドレナージの排液ビンの交換時，コッヘルでドレーンを止めずに交換した事例は重大である。胸腔内は陰圧であることがほかの部位に挿入されているドレーンと本質的に違っている。ドレーンを閉鎖せずに扱うと気胸を生じ，生命にかかわりうることをしっかり認識しておかなければならない。

チューブ類の管理エラー・トラブル防止対策

これまでの具体的な要因の整理を通して，チューブ類の管理におけるエラーとその発生要因は医療側要因，すなわち看護技術と医療機器・器具(以下，医療用具と略)の要因と患者要因の2群に分かれることがわかった。エラー内容4種類で両群に分けてエラーの発生要因を整理し対策をまとめた(表2)。チューブの種類にかかわらず，共通した発生要因が存在することが明らかになった。

● 看護技術・医療用具要因と患者要因からみた対策

看護技術・医療用具要因としては，チューブの種類にかかわらず接続部のはずれ事例が多かった。輸液ラインではとくに三方活栓部でのはずれが大多数を占めていた。何らかの看護ケア後の接続の甘さも手伝ってはずれにつながることもあった。中心静脈カテーテルには閉鎖式輸液回路やロック式の三方活栓の採用が求められる。閉塞では三方活栓の扱い，輸液ポンプ操作，滴下調節，およびドレーン処置など看護技術上のエラーが要因となった事例も多く，卒前・卒後教育におけるこれらの知識・技術の確実な習得が求められる。また，チューブ装着患者のケアや体位変換，移乗時の注意不足からはずれや抜去につながった事例も多く，とくに気管チューブ装着患者では看護ケアとのからみでチューブが抜ける事例が多く，チューブ装着患者の看護ケア技術の教育も重要と思われた。

患者の意識下の自力行動，および無意識行動によって力がかかり接続部のはずれ・抜去，敷きこみ，屈曲による閉塞が生じていた。これらの患者の体動によるチューブトラブルは避けられず，多少の体動による力のかかりを吸収する輸液ライン・チューブ，たとえば，電話のコイル様のコードのようなものが接続部に設けられているとよい。開発をメーカーに期待したい。

● 患者のチューブ自己抜去防止対策

せん妄などの意識障害や認知症のある患者の自己抜去防止対策は困難な課題である。

術後の高齢患者，急性循環器疾患，呼吸性・代謝性の脳症でせん妄による興奮からチューブを自己抜去しようとする患者は多い。重症患者は複数のチューブが挿入され，しかもそれらのチューブはライフラインともいえる重要なものである。こうした急性の生命リスクのある患者の重要なチューブ類を自己抜去から守ることは，看護上深刻な課題となっている。

重症の身体疾患に合併したせん妄に対して，メジャートランキライザーによる積極的な薬物治療をしたほうがよいのかということに医師も確信はなかなかもてない。薬物の原疾患への影響を考えると不安がある。事実，安易な薬物療法をいさめ，精神的ケアや環境調整を重視した書物も多い。とくにせん妄の予防は夜間不眠をきたさないように，睡眠覚醒のリズムをつけるための環境調整が重要といわれている。しかし，現実には厳しい状況が

表2 チューブ類の管理における5つのエラー・トラブルの要因と対策

	看護・用具要因 (【中】中心静脈ライン,【ド】ドレーン,【気】気管チューブ,【膀】膀胱留置カテーテル,【他】その他カテーテル,記載なしは共通)	患者要因	対策
A はずれ	・接続部の自然なはずれ,【中】では三方活栓部のはずれ圧倒的に多し ・【中】ではラインの内圧亢進(三活開放忘れ,ラインの屈曲)による接続部のはずれ ・処置後の接続甘さによるはずれ(【中】:側注,ライン交換,【気】:痰吸引後) ・看護師による体位変化,ギャッジアップ,寝着交換,移乗(検査台,ベッド,車椅子)移動時の力のかかりではずれ	・患者の自力行動(Pトイレ,座位,立位)による力のかかりで接続部のはずれ,抜去 ・患者の無意識行動(睡眠中の下敷き,体動,手の触れ)で接続部のはずれ・抜去,ライン・チューブの敷きこみ,屈曲で閉塞 ・意識障害・認知症患者のライン・チューブ,三方活栓のいじりによるはずれ・閉塞,および,自己抜去(抑制有・無の状況で) ・意識障害・認知症患者のはさみ等による切断 ・自殺企図で引きちぎり	①IVHは閉鎖式回路やロック式の三方活栓の採用(器具採用) ②三方活栓,輸液ポンプ,ドレーン操作,滴下調節の知識・技術の習得(卒前-卒後教育) ③チューブ装着患者の看護ケア技術の教育強化(卒前-卒後教育) ④多少の体動による力のかかりを吸収する輸液ライン・チューブの開発(メーカー) ⑤患者負担の少ない拘束用具の開発(メーカー) ⑥意識障害・認知症患者によるチューブトラブルの防止にはベッドサイドでの観察の人的資源の確保が必要(制度)
B 閉塞/ 開放忘れ	・三方活栓の取り扱いエラーによる閉塞 ・【中】では輸液ポンプ操作エラー(クレンメ開放忘れ,電源スイッチoff,スタートボタンの押し忘れ)による閉塞,手動速度調節不良による閉塞(滴下の早まり終了,滴下不良に気づかず) ・電源プラグはずれによる機器停止で閉塞(【中】:輸液ポンプ,【ド】:低圧持続吸引器) ・クランプ(【ド】:排液捨て,ボトル交換後のクランプ,【膀】ではリハビリ出棟,膀胱訓練のためのクランプ)後の開放忘れ ・不慣れな器具で開閉の取り扱いがわからず(【ド】) ・内容物による閉塞(【中】:薬剤反応の沈殿物,【ド】:排液物,【気】:痰,【膀】:沈殿物) ・不適切な体位・肢位(【中】:上肢の屈曲,【気】:円座枕のずれによる首の折れ)で閉塞 ・固定バンドや抑制帯によるチューブの巻き込み,押さえつけによる閉塞(【中,他】) ・看護師による体位変化,ギャッジアップ,移乗時の際のクランプ後開放忘れ(【ド,膀】)		
C 抜去	・挿入部の縫合糸(【中,ド,他】),唾液で固定の絆創膏がはがれ(【気】)による抜去 ・ケア(ガーゼ・首紐交換,ひげそり,口腔ケア)中で固定不良で抜去(【気】) ・ケア,処置中の咳や嘔吐により気管チューブの抜去(【気】) ・看護師による体位変化,ギャッジアップ,寝着交換,移乗(検査台,ベッド,車椅子)時の力のかかりやリネン・ベッドへのひっかかりで抜去		
D 切断	・包交時テープはがれず,はさみ使用し誤切断		
E その他	・胸腔ドレーンの取り扱いエラー(クランプせずにはずす) ・ライン交換時,コッヘル・ペアンでカテーテルをクランプして切断		

存在し,しばしば危険な自己抜去が発生している。身体拘束にもリスクがつきまとうし,何より担当者は罪悪感とのはざまで葛藤も生じる。結局,ややゆるめの拘束となり自己抜去にいたった事例も多かった。

この自己抜去問題は,チューブ類の管理において最も解決の困難なトラブルである。米国精神医学会はせん妄患者への評価と治療に関するガイドラインを出しているが,わが国でも,全国レベルでさまざまな経験や工夫を集積し,現場に即したガイドラインを検討してほしいものである。

ところで,認知症患者のチューブ自己抜去防止に関しては,五島[1]らはチューブが目にはいらないようにするとよいため,裾の長い割烹着を着てもらい,中心静脈ラインを背部に回してつないだところ患者が気にしなくなった経験を述べている。これは,認知症高齢者が急性疾患を合併した際の一般病棟で直面する難題である。認知症高齢者のケアに精通した施設の工夫やアイデアを一般病院も共有していく必要がある。

● 有効で患者負担の少ない拘束方法の開発が必要

事例をみると,患者に説明して理解してもらっているからと拘束せずに自己抜去された事例も多く,自己抜去防止の現実的な選択として身体拘束もやむを得ない。しかし,拘束していたのにもかかわらず身体をうまくずり下げて抜かれた事例,看護ケアで一時的に拘束をゆるめたすきに抜かれた事例も多かった。有効でかつ患者負担の少ない拘束具や方法が考案されなければならない。

鳥羽[2]らは，自己抜去事例で抑制帯と抑制方法の検討をした結果，トラブルの発生要因は，固定後の可動域の確認不足や固定場所の配慮に欠けたこと，体幹の固定が不十分であったことをあげている。そして，体幹の固定ができ，体格に関係なく使用でき取りはずしが簡単で，神経を圧迫せず点滴ルートに影響せず，ギャッジアップおよび体交が可能で患者の苦痛が少ない体幹の抑制帯を作製し，有効な効果を得ている。さらに，体幹の抑制帯と四肢の抑制帯を併用することで，十分な抑制効果が得られたと報告している。拘束のあり方に関しても，看護現場にはさまざまな知恵が存在するはずである。こうした現場からの示唆を得て，有効で，かつ，患者負担の少ない拘束方法の拘束具の開発が求められる。

● 苦痛緩和の視点での検討が必要

患者が自己抜去する理由のもう1つは，チューブ挿入の苦痛である。苦痛は不眠の原因となり，せん妄の発症にも少なからず影響するため，苦痛を緩和するための現実的な検討は重要である。

永江ら[3]は，尿道留置カテーテルが，ほかのチューブ類と違い挿入部の違和感，および疼痛で患者の睡眠を著しく障害していることから，早期に苦痛を軽減するためには，尿道留置カテーテル抜去が望ましいと述べている。また，苦痛緩和のために家族の励ましは重要であるが，面会時間の制限上，家族は患者の入眠を待たずに帰らざるを得ない。必要に応じて面会時間の延長や付き添いの協力が重要であると述べている。

高齢患者の増加と医療の進歩で，さまざまな合併症を有する患者にクリティカルな治療が行われる機会が増えている。自己抜去など，チューブ類の管理上のトラブルを防止するためには，結局のところ，ベッドサイドで頻繁に観察する人的資源を増やすことなくしては，解決は困難な問題とも思えた。

● 引用文献
1）五島シズ・水野陽子：痴呆性老人の看護，p 109-111，医学書院，2002.
2）鳥羽幸子，榎田良子，厚田弘美，太田ヒフミ，橋本紀美江：安全・安楽を考慮し，チューブ類の自己抜去を防ぐ抑制帯の作製，地域医療，第38回特集，488-491，2000.
3）永江しつ子，畑山安子，久保田美奈子，与田桂子：循環器疾患患者の各種チューブによる拘束についての一考察，地域医療，第38回特集，637-639，2000.

● 参考文献
1）日本精神神経学会監訳，米国精神医学会編：米国精神医学会治療ガイドライン せん妄，医学書院，2000.
2）Kathren V. Martzt, 他 著，塚本玲三訳：チームアプローチによるベンチレーター呼吸管理マニュアル，医学書院，1995.
3）日本看護協会：介護保険施設で身体拘束をしないために，看護，51(14)：140，1999.

I 診療の補助業務におけるエラー発生要因と対策

4 輸血

　分析可能な輸血業務に関する140事例をもとに，縦枠に輸血業務の7プロセス「A.血液型特定」「B.医師の輸血指示と看護師の指示受け（輸血伝票発行）」「C.血液製剤の予約〜交差用採血」「D.交差適合試験」「E.血液製剤受領〜輸血準備」「F.輸血実施」「G.輸血中の観察」，横枠にエラーの内容として，'ABO不適合輸血'と'それ以外'の2群，つまり，7×2＝14からなるマトリックスを作成し，各マトリックスでエラーとその発生要因を整理した（別表：「輸血エラー発生要因マップ」）。

　ちなみに，注射や内服与薬では医師の指示と看護師の指示受けをそれぞれ1つのプロセスとして独立させたが，輸血は緊急時などでの指示も多いため，誰が輸血伝票を記載するかがあいまいになりやすいことから，両者を1つのプロセスと位置づけた。

業務プロセスからみた ABO不適合輸血の発生要因

■ 血液型特定におけるエラー

　輸血エラーの発生要因は，血液の発注前に患者の血液型を特定する過程から存在する。血液型特定には，初回の血液型検査の場合と，過去の入院ですでに血液型検査がなされていてその結果をみて利用する場合に分かれ，それぞれで留意すべき要因がある。

1）初回の血液型検査のケース
● **採血対象の間違い：錯覚を生じさせる患者の類似性と同時複数名の採血に注意**

　初回血液型検査では，血液型判定用の採血対象を間違えた事例があがっていた。同姓や似た名字，隣のベッドの患者と間違った事例のほか，複数名の採血者が同時にいるときに患者を混同した事例があがっていた。これらの要因は注射の対象エラーであげた要因と本質的には同じである。

● **採血後のラベル貼りに要注意**

　血液型判定用採血スピッツのラベルの患者名を間違えたり，ラベルの記載間違いやラベルの貼り間違い事例があがっていた。とくに，採血後のラベル貼りでは間違いが生じやすいので注意を要する。

● **複数名の採血は他者のスピッツに混ざらないように1患者単位で**

　複数名同時採血時，他患者のスピッツ中に血液型スピッツが混ざったり，試験管立てに複数名のスピッツがあったため，採血時に混同した事例があがっていた。1患者単位でスピッツを取り揃えておく。

● **検査室での血液型間違いは判定ミスとは限らない，伝票記載や入力エラーにも注意**

　検査室での血液型間違い事例としては，血液型判定用血液（検体）を取り違えたもの，判定を間違えたもの，判定結果の伝票記載・入力を間違えたものがあがっていた。

● **判定結果をカルテに貼る際はIDナンバーも確認**

　血液型検査結果を病棟でカルテに貼る際に，同姓同名，似た氏名のカルテに貼付した事例があがっていた。他人の血液型で輸血伝票が起こされる危険があり，重大な盲点である。同姓同名者もありうるので，必ず患者固有のIDナンバーで確認することを義務づける。

2）血液型検査済みのケース
● **前入院カルテからの血液型の転記は要注意**

　前入院で既に血液型を検査しているケースで，前のカルテから検査結果を利用するときに血液型を間違えることがある。要因として口頭による血液型伝達ミス，検査結果の転記ミスの事例があがっていた。

■医師の輸血指示と看護師の指示受け（輸血伝票発行）に関するエラー

● 血液型の記載ミスに注意
輸血伝票に血液型を書き間違えた事例では，記載時の単純ミス（B型とO型など）のほかに，他患者の血液型結果をみて輸血伝票に血液型を書いたもの，たとえば他患者の血液型検査結果が貼付されていた，他患者のカルテ・画面をみて記載し間違えた事例がみられた。

● 同時複数名の輸血指示は輸血伝票の患者名の間違いの危険
輸血伝票に似た患者名の書き間違い，インプリンターの押し間違い，同時複数名の輸血指示で患者名が混乱した事例や他患者を話題にしながら伝票記載し間違った事例があがっていた。これらの要因は，基本的に注射と同様である。

■血液製剤の予約～交差用採血，交差適合試験のエラー

交差用採血対象の間違いや交差適合試験判定間違い事例があった。

■血液製剤受領～輸血準備に関するエラー

患者の血液を同時手術中のほかの患者の伝票でもらい受けた事例や，血液バッグに患者名を記載する際に間違った事例があった。

● 複数名の血液の同時，同場所保管は血液間違いのハイリスク状況
間違った血液を準備した事例として，前日まで保冷庫にはその患者の血液のみであったため，思い込みでほかの患者の血液を取り出した事例，同時手術中のほかの患者の血液と混同した事例，2名分の血液に反対に伝票が置かれていたために間違った事例があがっていた。複数名の血液の同時，同場所保管は血液間違いのハイリスク状況であることをまず認識しなければならない。

そのほか，他者から手渡された血液を信じたなど，不確かな業務連携が要因となった事例もあった。

● 複数名の凍結血漿同時解凍も注意
複数名分の凍結血漿を同時解凍し，他患者の血漿が混ざった事例もみられた。

■輸血実施に関するエラー

● あわててつなぐ緊急時と血液更新時，複数人の輸血同時進行時に注意
他患者の血液をつないだ事例として，あわてて保冷庫より取り出し間違ったり，複数名分の凍結血漿を解凍中にあわてて持参し間違った事例，複数名分の血小板を持ち歩きながら更新し間違った事例があった。あわててつ

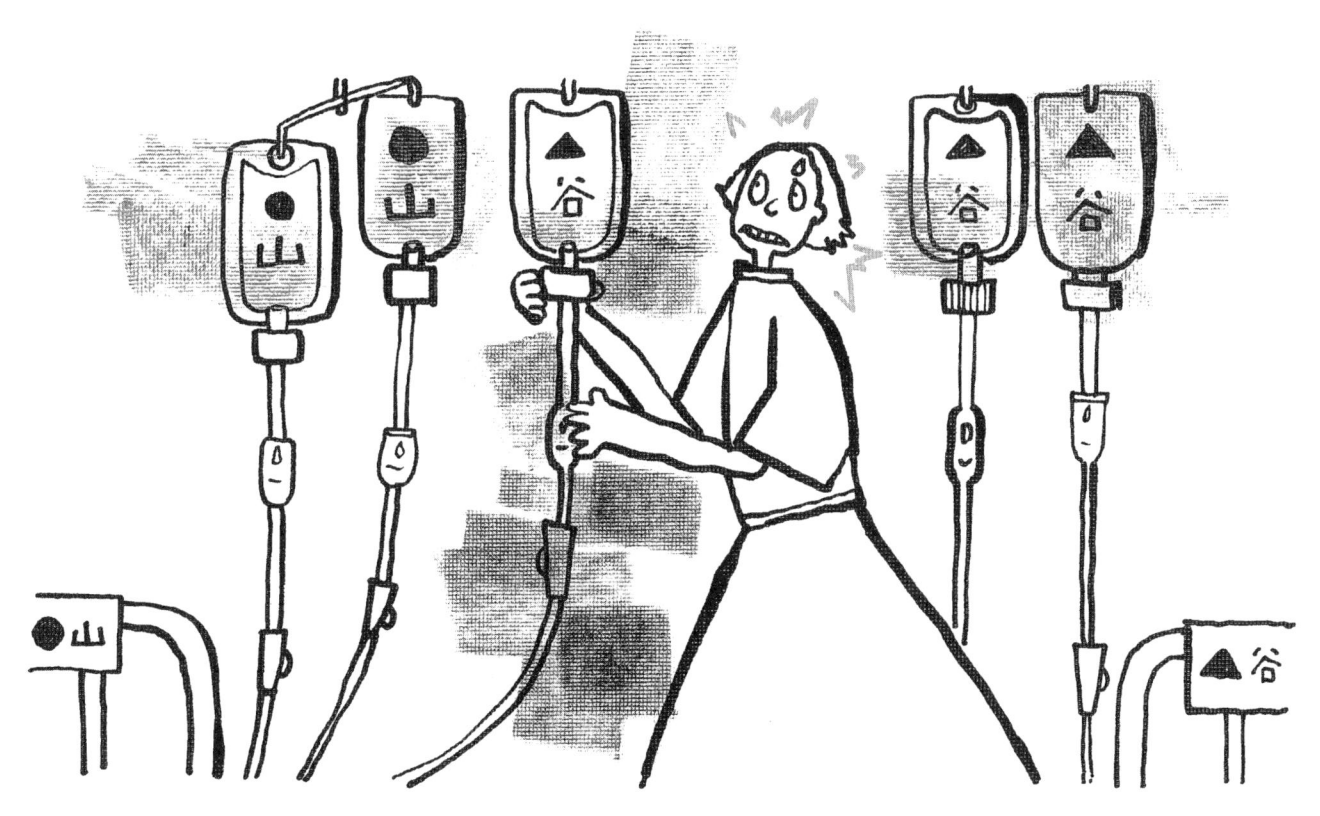

なぐのは緊急時と，1本目の輸血が予想より早く終了して，次の血液に更新するときである。とくに更新時は1本目より緊張感が薄れやすいので盲点となる。

● **不確かな業務連携や思い込みの実施，業務途中の中断に注意**

患者にほかの患者の血液をつないだ事例には，似た名字，同じような病態の患者に不確かな口頭による業務連携で間違った事例，輸血予定患者が前後して手術室から帰室したために間違った事例，輸血予定患者がベッド移動したのを知らず間違った事例のほかに，血液を輸血対象患者に持参する際，ほかの患者に呼ばれついその患者につないだといった稀有な事例もあがっていた。

● **ラインの挿入部まで確認して接続**

ラインの多い2名の患者の間に複数の点滴台があり，つなぐべきラインを間違い，隣の患者に注入されそうになった事例があった。患者側のライン挿入部から辿って確認するのが当然のルールである。

業務プロセスからみたABO不適合輸血以外のエラー発生要因

■ 医師の輸血指示と看護師の指示受けに関するエラー

● **口頭伝達によるエラー**

指示出し-受けの不備としては，医師の照射の指示忘れを見逃した事例や口頭での輸血指示で，量の伝達ミスや注文量を実施量と間違えた事例がみられた。

● **払い出された血液の申し送り不備**

申し送りの不備の事例として，当日午後の手術患者の輸血用血液が，病棟に払い出されていることの申し送りを忘れて，廃棄処分になった事例があがっていた。

また，2種類の輸血指示のところ，申し送りが不十分であったために1種類のみしか輸血しなかった事例があがっていた。

■ 血液製剤の予約～交差用採血

口頭で注文単位数を聞き間違った事例があった。

■ 血液製剤受領～輸血準備に関するエラー

● **血液製剤により保管温度，有効期限に違いがあるのを知らず**

この過程のエラーは，凍結血漿の解凍を熱湯で行うといった加温・解凍のエラーと保管上のエラー，たとえば，凍結血漿を冷蔵庫で保管したり，MAPや濃厚赤血球を冷凍庫で保管したり，血小板などの室温保管すべきものを冷蔵庫で保管したエラーがみられた。また，血液の期限確認の怠りや血液の内容・量の確認不備の事例があった。

トレイに入れず運搬し床に血液バッグを落とした事例や，濃厚赤血球に生食をつなぐときにバッグを突き破るエラーもあがっていた。

■ 輸血の実施に関するエラー

● **複数本(複数種)輸血実施の際は期限確認と更新時の接続手技に注意**

この過程では，血液の有効期限に対する認識の乏しさから，2種類の血液製剤を期限の近いものから輸血せず，2種類目が期限切れした事例があった。また，血液更新時に血液バッグに輸血セットを接続するとき，平らなところでしなかったためバッグを突き破った事例が新人の体験事例として複数例あがっていた。

■ 輸血中の観察におけるエラー

● **輸血速度調節と輸血ライン管理エラー**

この過程における主なエラーとしては，輸血ライン管理上のトラブルと速度調節上のエラーで，輸液の観察と同様である。前者では，血液バッグとの接続部のはずれやアニメックによるラインの引っ張られや，患者の体動で輸血セットがはずれた事例があがっていた。後者では，体位の変化で急速滴下したり，滴下速度の観察不十分で指示以上の速度で注入した事例があった。

ABO不適合輸血の発生要因と対策

■ 業務プロセスからみたABO不適合輸血の発生要因と対策

ABO不適合輸血の防止は，各業務に携わる個々のスタッフが，業務のどこにどのような危険要因があるかを認識することから始まる。輸血エラー発生要因マップでは，事例がどの業務のプロセスに起因した事例かによって整理したが，これをもとに，安全な輸血業務手順を確立するために注意しておくことと対策について考察した(表1)。

表1　業務プロセスからみたABO不適合輸血のエラーと発生要因および注意・対策

業務プロセス	エラーと発生要因	注意(☆)と対策(★)
1. 血液型特定 1) 初回血液型検査	①血液型判定用の採血患者を間違える ・同姓，似た名字，カタカナで書くと似た氏名の患者 ・隣のベッドの患者 ・同時複数名の採血時に採血患者の混同 ②血液型判定用採血スピッツのラベルの患者名を間違える ・ラベルの記載間違い：似た氏名 ・ラベルの貼り間違い(採血後のラベル貼りで) ③血液型判定用血液を他患者名のスピッツに入れる ・複数名同時採血時，他患者のスピッツの中に血液型のスピッツが混ざる ・試験管立てに複数人のスピッツがあり採血時混同 ④検査室で血液型を間違える ・血液型判定用血液(検体)を取り違える ・判定を間違える ・判定結果の伝票記載・入力を間違える ⑤血液型検査結果を他患者のカルテに貼付 ・同姓同名，似た氏名のカルテ	☆血液型判定用採血は非常に危険な業務であることの認識 ☆血液型検査と交差用血の同時採血での採血患者間違いは最悪 ★検体スピッツ，ラベルとともに他の検体検査と識別を強化し，危険な採血であることを意識化させる ★採血患者の確認のルール化：病棟患者ばかりでなく，氏名をいえない救急患者を想定した患者確認のあり方も検討しておく ☆血液型検査と交差用血の同時採血は原則しない，あえて同時採血は対象患者を間違えないように確認体制を強化 ★スピッツラベルの患者名の手書きは要注意 ★1患者単位のスピッツの準備と採血が原則 ★初回入院患者全員に血液型検査を実施しない施設は，血液型の採血は朝の一般採血時を避けて日勤帯で採血，あるいは，1患者単位での採血を行う ★24時間検査に習熟した臨床検査技師による実施 ☆判定結果の伝票への記載ミスや入力ミスに注意 ★可能ならば患者に血液型の確認(違っていれば，再度採血から行い再検) ★カルテへの検査結果の貼付は患者名のみならずIDも確認
2) 血液型検査済み(既検査結果の利用)	⑥既血液型検査結果を利用する時に血液型を間違える ・口頭による血液型伝達ミス ・検査結果の転記ミス	☆口頭伝達や転記は危険 ★血液型検査結果をコピーしてカルテに貼付
2. 医師の輸血指示と看護師の指示受け(輸血伝票発行)	①輸血伝票に血液型を書き間違い ・記載時の単純ミス(B型とO型など) ・思い込みでカルテを確かめず記載する ②他患者の血液型結果をみて輸血伝票に血液型を誤記載 ・他患者の血液型検査結果が貼付されていた ・他の患者のカルテ・画面をみて記載する(同姓患者，似た病状の患者など) ・夜間救急入院で血液型の検査伝票が貼付されておらず他患者の検査伝票と間違う ③輸血伝票の患者名の間違い ・手書き記載時の書き間違い：似た名字など， ・インプリンターの押し間違い：似た名字，近くにあったエンボスカード ・患者名自体を錯覚していた ・同時に複数名の輸血指示で患者名が混乱する ・他の患者を話題にしながら伝票記載し，その患者名を記載する	☆緊急時の輸血は口頭指示が多いため，伝票記載誤りの危険性大 ☆伝票記載に関する責任者があいまいになりやすい ☆特に凍結血漿，血小板など，交差適合試験を行わない輸血は伝票記載も手軽になりやすいため要注意 ★指示受け時の記載内容の確実なチェック体制
3. 血液製剤の予約～交差用採血	①交差用採血患者の間違い	☆交差適合試験は血液型間違いを防ぐ最後の砦であるという認識 ★血液型判定用と同時採血した血液を用いないことが原則。あえて同時採血は厳重なチェック(血液型判定用採血と同様の注意) ☆誤った血液型を正しいと過信していると，不慣れな検査者では，先入観から「不適合」を正しく判定できない危険性あり ★24時間検査に習熟した臨床検査技師が対応
4. 交差適合試験	①交差適合試験判定間違い	

5. 血液製剤受領～輸血準備	①他患者の血液を受領する ・同時手術中の他患者の伝票で血液をもらい受ける ②血液バッグに患者名の記載を間違う ③間違った血液を準備した ・保冷庫から違う患者の血液を取り出す ・前日まで保冷庫にその患者の血液のみという思い込みで取り出す ・同時手術中の他患者の血液と混同する ・2名分の血液に間違った伝票の置かれ方をしていた ・他者からいわれた・手渡された血液を信じた ④複数名分の凍結血漿を解凍時に他患者の血漿が混ざる	★受領時と患者名記載時の確実なチェック体制（血液と患者カルテの血液型，交差適合試験の判定結果，製造番号などをチェックリストを用いて確認） ☆複数名分の血液の同時運搬の危険性 ☆複数名分の血液の同時病棟保管による血液混同の危険性 ★病棟保管は最小限とし，輸血直前の払出しが望ましい ★1患者単位での運搬と保管（ケースにいれるなど）：複数患者の血液が混じらない仕組み ☆同時複数名分の凍結血漿解凍の際は要注意 ★1患者単位での解凍
6. 輸血実施	①他患者の血液をつなぐ ・あわてて更新し間違う ・複数名の血液が入っていた冷蔵庫よりあわてて取り出し間違う ・複数名分の凍結血漿を解凍中にあわてて持参し間違う ・同時複数名分の血小板を持ち歩きながら更新し間違う ②他患者に血液をつなぐ ・似た名字，病態の患者に間違う ・不確かな口頭による業務連携で間違う ・輸血対象患者が前後して手術室から帰室し間違う ・輸血予定患者がベッド移動したのを知らず間違う ・血液を輸血対象患者に持参する際，別患者に呼ばれついその患者につなぐ ③隣の患者のラインにつなぐ ・ラインの多い2名の患者の共通の間に複数の点滴台，つなぐべきラインの間違い	★ベッドサイドでの患者名，カルテの血液型（転記されたものではないオリジナルの血液型検査結果）と血液の患者名と血液型，交差適合試験結果等の厳重な照合確認体制（主治医以外の確認であればカルテの指示簿も確認） ☆更新時は開始時よりも緊張感の薄れあり，要注意 ☆交差適合試験を実施しない輸血（血小板，凍結血漿など）は，行為が手軽な分だけ緊張感の低下あり，要注意 ☆「あわてて更新」と「複数患者の輸血業務同時進行」と「複数患者の血液同時保管」は危険要因であることの認識 ★ラインの挿入部から確認
7. 輸血中の観察		★不適合輸血発生時に速やかな対応をとるために，開始から5～10分間は患者の変化が把握できるところに一人待機

■ 3種類の間違いに集約されるABO不適合輸血

事例が示したABO不適合輸血に至るエラーの発生状況・要因は，輸血業務の各プロセスでさまざまである。しかし，これら多種多彩なエラーは，①血液型の間違い，②血液の間違い，③患者の間違い，の3つの間違いに集約される（表2）。つまり，ABO不適合輸血の防止は，これら3つの間違いをいかに防止するかにかかっている。

● 3種類の間違いの発生要因のポイント

そこで，この3つの間違いの発生要因のポイントを要約し対策を考察する。

①血液型の間違いのポイントと対応

複数名の採血の同時進行や似た名前の患者の存在で，採血対象や検体の取り違えと採血後のラベル貼りなどで検体ラベルの患者名の間違いが生じうる。

また，血液型や交差適合検査体制不備のために判定ミスが生じることもある。検査結果の転記の際にもエラーが起こりうるので注意を要する。血液型，交差適合試験の判定ミスは，時間外に医師が実施した際に多く発生しているという報告もあり[1]，24時間習熟した検査技師によって輸血検査が実施される必要がある。

血液型の採血もほかの入院時の一般採血と同時に採血している施設は多い。生化学などの血液検査は入院中に数回実施されるので，採血ミスがあっても間違った結果を発見する機会がある。しかし，血液型は1回きりの検査である。間違った血液型がそのまま記録される。つまり，血液型用の採血はきわめて危険な採血であることを採血者に意識化させる仕組みが必要である。血液型と交差適合試験の採血を同時に行うこともまた，きわめて危険であることを認識しておかなければならない。

②血液の間違いのポイントと対応

同時複数名分の血液の保管・運搬，準備と同時複数名の輸血進行による取り違いと，あわてて更新したことや，不確かな業務連携で血液を扱ったことが，取り違い要因として重要である。とくに「あわてて」血液を取り扱う，緊急時や1本目が予想以上に早く終了して更新するときなどが，ハイリスク状況であることを認識しておかなければならない。倉田[1]は近畿12大学病院における

表2 3つの間違いに集約されるABO不適合輸血発生要因

1. 血液型特定	①血液型判定用の採血患者を間違える 　・同姓，似た名字，カタカナで書くと似た氏名の患者 　・隣のベッドの患者 　・同時複数名の採血時に採血患者の混同 ②血液型判定用採血スピッツのラベルの患者名を間違える 　・ラベルの記載間違い：似た氏名 ③血液型判定用血液を他患者名のスピッツに入れる 　・複数名同時採血時，他患者のスピッツの中に血液型のスピッツが混ざる ④検査室で血液型を間違える 　・血液型判定用血液（検体）を取り違える 　・判定を間違える 　・判定結果の伝票記載・入力を間違える ⑤血液型検査結果を他患者のカルテに貼付 　・同姓同名，似た氏名のカルテ ⑥既血液型検査結果を利用するときに血液型を間違える 　・口頭による血液型伝達ミス 　・検査結果の転記ミス	ア）血液型を間違える
2. 医師の輸血指示と指示受け（輸血伝票発行）	①輸血伝票に血液型を書き間違える 　・記載時の単純ミス（B型とO型など） 　・思い込みでカルテで確かめず記載する ②誤って他患者の血液型結果をみて輸血伝票に血液型を記載する 　・他患者の血液型検査結果がカルテに貼られていた 　・他の患者のカルテ・画面をみて記載する（同姓患者，似た病状の患者など） 　・夜間救急入院で血液型の検査伝票が貼られておらず，他患者の検査伝票と間違う	
3. 交差用採血	①交差用採血患者の間違い	
4. 交差適合試験	①交差適合試験判定間違い	
5. 血液製剤受領～輸血準備	①他患者の血液を受領する 　・同時手術中の他患者の伝票で血液をもらい受ける ②血液バッグに患者名の記載を間違える ③間違った血液を準備する 　・保冷庫から違う患者の血液を取り出す 　・前日まで保冷庫にその患者の血液のみという思い込みで取り出す 　・同時手術中の他患者の血液と混同する 　・2名分の血液に間違った伝票の置かれ方をしていた 　・他者からいわれた・手渡された血液を信じた ④複数名分の凍結血漿を解凍時に他患者の血漿が混ざる	イ）血液を間違える
6. 輸血実施	①他患者の血液をつなぐ 　・あわてて更新し間違う 　・複数名の血液が入っていた冷蔵庫よりあわてて取り出し間違う 　・複数名分の凍結血漿を解凍中にあわてて持参し間違う 　・同時複数名分の血小板を持ち歩きながら更新し間違う	
2. 医師の輸血指示と看護師の指示受け（輸血伝票発行）	①輸血伝票の患者名の間違い 　・手書き記載時の書き間違い：似た名字など 　・インプリンターの押し間違い：似た名字，近くにあったエンボスカード 　・患者名自体を錯覚していた 　・同時に複数名の輸血指示で患者名が混乱する 　・他の患者を話題にしながら伝票記載し，その患者名を記載する	ウ）患者を間違える
6. 輸血実施	②他患者に血液をつなぐ 　・似た名字・病態の患者に間違う 　・不確かな口頭による業務連携で間違う 　・輸血対象患者とは別の患者が前後して手術室から帰室し間違う 　・輸血対象患者がベッド移動をしたのを知らず間違う 　・血液を輸血対象患者に持参する際，別患者に呼ばれついその患者につなぐ ③隣の患者のラインにつなぐ 　・ラインの多い2名の患者の共通の間に複数の点滴台，つなぐべきラインを間違う	

表3 時間外・緊急時を想定したABO不適合輸血防止マニュアルの整備

	最低限検討しておくべき防止策
ア）血液型の間違いを防ぐ	①緊急時の血液型判定用の採血，交差適合試験用採血の患者を間違えないチェック体制のあり方(緊急で血液型判定用と交差適合試験用の採血を同時実施せざるを得ない時の患者確認のあり方など) ②ネームバンドも装着せず，自ら名乗れない患者における患者確認のあり方 ③確実な血液型検査と交差適合試験の実施体制 ④交差適合試験を実施する余裕もない状況での血液型の間違い防止のあり方
イ）血液の間違いを防ぐ ウ）患者の間違いを防ぐ	⑤輸血実施時の患者確認と患者・血液両者の血液型，および交差試験結果の照合・確認のあり方(輸血伝票記載時や血液受領時に十分な確認をする余裕がなく誤りが生じたとしても，輸血実施時に確実な照合ができれば，少なくとも患者の間違いと血液の間違いは防止できる)
発生時の被害拡大を防ぐ	⑥発生時に速やかな対処をするための開始初期の監視のあり方

赤血球製剤異型輸血17件の原因として，血液の取り違いが8件を占め最も多かったと述べており，最も多い異型輸血の原因として重視しなければならない。

血液の取り違えは複数人分の血液が同時に存在していなければ起こり得ない。つまり，複数人用の血液が同時に病棟などに保管されている状況そのものがリスクであるという認識をもつことがまず必要である。そのうえで，血液が病棟へ払い出される際には，1患者単位に明確に分けた運搬と保管が求められる。

③患者間違いのポイントと対応

患者間違いは，基本的に注射の患者間違いと同じ条件下で発生する。そのなかで注意を要するものとしては，伝票への患者名の記載間違いや，同時に複数名の輸血進行，患者の類似性，部屋交替を知らなかったなどの要因が重要である。患者を目の前にした患者確認のルールの確立が重要である。

●3種類の間違いを防止するためのシステムづくり

上記3種類の間違いを防止するためには少なくとも，以下の4点を確立する必要があると思われる。

① 血液型判定用採血～血液払い出しまでの一元的な管理
② 習熟した技師による24時間の血液型検査・交差適合試験体制
③ 病棟で保管する場合は1患者単位に明確に区別した保管
④ 初回時ばかりでなく血液更新時にも患者のベッドサイドでの患者と血液，血液型の照合・認識体制

①に関しては，とくに輸血を日常的に行う病院では，血液を病棟などで発注，保管したりすることなく，輸血部門で一括管理し，輸血に精通した医師や認定輸血検査技師も配置されることが望ましい[2]。

④は，患者につなぐ直前での血液の間違いと患者の間違いを防ぐために重要である。血液をラインにつなぐ際にベッドサイドでダブルチェックを行うという方法が一般的であるが，たとえダブルであろうとも人間の認知機能に依存した確認では限界がある。バーコードなどによる自動認識機器の併用が必要ではないかと思われる。

■ 時間外や緊急時を想定した輸血事故防止マニュアル

日常から輸血業務の各プロセスにおける危険要因を認識し，安全な輸血業務手順を確立しておくのはいうまでもない。しかし現実には，休日・時間外や緊急時の人手不足とタイムプレッシャーにさらされた状況での輸血は，理想的な業務手順を遵守することは容易ではない。まさにそういった状況こそ，輸血事故が起きやすい状況である。

そこで，安全な輸血業務手順のなかで，緊急時であっても最低限どこで，誰が何をすべきかを明確にしたマニュアルも作成しておかなければならない。つまり，理想的なルールではなく，クリティカルな状況での必須ルールを意識化させておくこと，つまり，究極の輸血事故防止マニュアルをつくっておかなければならない。こういったマニュアルの作成にあたっては，それらのルールをなぜ守らなければならないのかの根拠も併記しておくことが遵守につながる。

また，自ら名乗れない救急患者に緊急に輸血が必要になるときもある。当然，血液型判定用と交差適合試験用の採血も同時に実施する。こういったとき，血液型間違いを防ぐために採血対象の患者同定のあり方，交差適合試験を実施する余裕もない状況での血液型の間違い防止のあり方についての検討は，救命救急を担う病院ではとくに重要になる。また，血液と患者の間違いを防ぐための，輸血実施時の両者の確認・照合のあり方などのルールも考えておかなければならない(表3)。

ABO不適合輸血以外のエラーと対策

①製剤に適した保管，②有効期限，③輸血セットの接続手技，④輸血速度調節，⑤輸血副反応への対応，のそれぞれに関するエラーが重要である。いずれも知識不足と手技の習熟不足によるエラーであり，実務に即した教育が必要である。

● 引用文献
1) 倉田義之，清川知子，青地寛，永峰啓丞，林悟，押田眞知子：近畿12大学病院におけるABO血液型異型輸血の報告，日本輸血学会雑誌，46(1)：17-22，2000．
2) 田崎哲典，大戸斉：異型輸血への対応，ICUとCCU，22(9)：655-661，1998．

● 参考文献
1) 認定輸血検査技師制度協議会カリキュラム委員会編集：スタンダード輸血検査テキスト，医歯薬出版，2001．

輸血事故防止は実務教育が急務

今回の事例分析を通じて，とくに危険でありながら知識不足を痛感したのは，輸血領域であった。看護師もさることながら，医師も臨床検査技師も異型輸血防止に関する教育が卒前にどれほど行われているかという疑問をもった。とくに血液の取り扱い，ラインへの接続，輸血後の観察も含めて，実務を担っている看護師においては，輸血事故防止のための教育は急務と思われた。

I 診療の補助業務におけるエラー発生要因と対策

5 検査関連

　322例中，分析可能な検査に関するヒヤリ・ハット183事例をもとに，縦枠に検査関連の看護業務の4プロセス「A.指示受け」「B.準備」「C.実施(介助)」「D.終了後の観察」，横枠に検査4種類「1.内視鏡検査」「2.放射線・RI・MRI検査」「3.採血検査」および「4.そのほかの検査」の4×4=16からなるマトリックスを作成し，各マトリックスでエラーとその発生要因を整理した(別表：「検査関連エラー発生要因マップ」)。

業務プロセスからみたエラーと発生要因

　検査におけるエラーやトラブルには，検査そのものによるものと検査介助にからむそれとに分けられる。今回の事例は看護師の体験であることから，採血を除くとほとんど後者の事例が報告されている。

■ 指示受けに関するエラー

● 検査絶食の患者が摂食，患者への説明不十分

　内視鏡検査，放射線検査ともに朝食を絶食すべき患者が摂食した事例が非常に多かった。患者には絶食であることを説明していたが，配膳されたために患者が摂食し検査不能になった事例が多数あがっていた。これらは，「食事に関するエラー」(p86)で発生状況を整理しているので，ここでは省略する。そのほかに患者への絶食の説明の不十分であったために摂食した事例もあった。たとえば「ご飯はだめ」と外来患者に説明したところ，患者はパンを食してきた事例などである。

● 医師-看護師-看護師-患者間の検査情報の伝達ミス

　放射線検査・MRI検査では，医師の指示を受けた看護師が，次勤務者へ申し送る際の間違いや患者への連絡間違いなど情報伝達ミスがある事例が多かった。とくに医師の指示受けでは，与薬と同様に口頭で指示を受けて，検査伝票に看護師が撮影部位などを記載する際に間違った事例や撮影内容の予約を間違った事例がみられた。

　また，検査に関する説明自体の間違いや，妊娠の可能性の問診を忘れた事例もあった。

● 誤解しやすい検査や特殊検査は問い合わせを

　採血検査では，検査日の間違いや検査指示と異なる伝票を作成した事例，たとえば，「クラミジアIg-A」を「Ig-A」の伝票と間違った事例がみられた。

　そのほかの検査として，薬剤によるリンパ球刺激試験(LST)の採血前に間違って与薬した事例，クレアチニンクリアランスで蓄尿開始の説明を忘れたり，蓄尿した尿の処理を間違う事例が比較的多くみられた。わかりやすく書いた検査提要を病棟に供えておいて，特殊な検査や忘れやすい検査は調べたり，検査科へ問い合わせることを習慣づけることである。

■ 準備に関するエラー

● 前処置や問診事項のチェックリストで患者と確認

　内視鏡検査では，大腸内視鏡検査での前処置忘れや間違い事例や，前立腺肥大などの禁忌疾患の問診を忘れて抗コリン剤を施注した事例があった。検査の前処置や問診内容のチェックリストを作成し，患者と共有して確認しておくとよい。

　また，内視鏡のフィルムをカメラに入れ忘れたものや，使用済みフィルムを間違って再使用した事例があった。

● 検査の前処置や注意の一覧表やデータベースの作成

　放射線検査・RI検査は，多種にわたる。ガリウムシンチに前処置があることを知らずに実施しなかった事例，注腸の前夜の下剤服用を忘れた事例などがあった。どのような前処置が必要かを記憶に頼ると間違いが生じやすい。検査の前処置や注意に関して一覧表を作成し貼

っておく。もしくは，検査項目ごとにデータベース化し，病棟のパソコンで検索してプリントアウトできるようにしてあれば，患者とも情報を共有できるのでより望ましい。

● 患者に注入する薬液とそうでない薬液の管理

高圧浣腸液を消毒液と間違いかけた危険な事例もみられた。後述する人工呼吸器においても加温加湿器へ注入する精製水と消毒液を間違いかけた事例が数例報告されている(p60)が，それらの事例とこの事例では表現形は違っても，発生要因の本質は同じである。つまり，ナースステーションに患者に注入する薬液とそうでない薬液が保管区域を異にせず存在し，見間違うほどに類似性があるのを放置しているということである。病棟での薬液管理上，重要な問題を示唆している。

採血検査では，採血時のスピッツ不足，外注検査でスピッツの間違い，検体ラベルの患者名の間違いなどがあがっていた。

● 検査に使用する薬剤の量やアレルギーに注意

脳波検査の前処置としてのエスクレ坐薬の間違い，眼科検査の前処置で散瞳剤アレルギーの患者に散瞳剤を点眼した事例，インスリン負荷試験で8.5単位を0.85 mlと間違うなど，与薬(注射・内服)エラー事例ですでに指摘したようなエラー事例がここでもあがっていた。

■ 実施介助に関するエラー

● 患者間違い多数，病棟-検査室間の患者確認ルールの確立

いずれの検査でも患者間違い事例は多数あがっていた。とくに，与薬事例における患者間違いと同様に同姓(同名)患者の事例は多かった。患者の応答を信じて間違ったもの，フルネームで呼ばなかったなども少なくない。また，検査における比較的特異な患者間違いとしては，病棟へ名字のみで呼び出したり，病棟-検査室間の患者確認ルールの不備によるものなどがあがっていた。

● 内視鏡検査前の抗凝固薬内服確認のあり方の検討

内視鏡検査前の抗凝固剤の服用確認が不十分で，患者がパナルジンを内服していることを知らずにポリペクトミーを実施し，出血した事例などがあった。患者に抗凝固剤の内服について問診しても，正確な回答は返ってこない。調剤薬局でもらっている薬剤の情報を提出してもらい，確認する方法がより具体的である。

● 鎮静剤を施注していても目を離さない

内視鏡検査で，セルシンなど鎮静剤を施注された患者が内視鏡を自己抜去した事例もあり，鎮静剤を投与した患者であるからといって安心して目を離してはならない。

● 生検検体の取り扱いのルール化

生検の検体処理での誤りも重要である。採取した組織

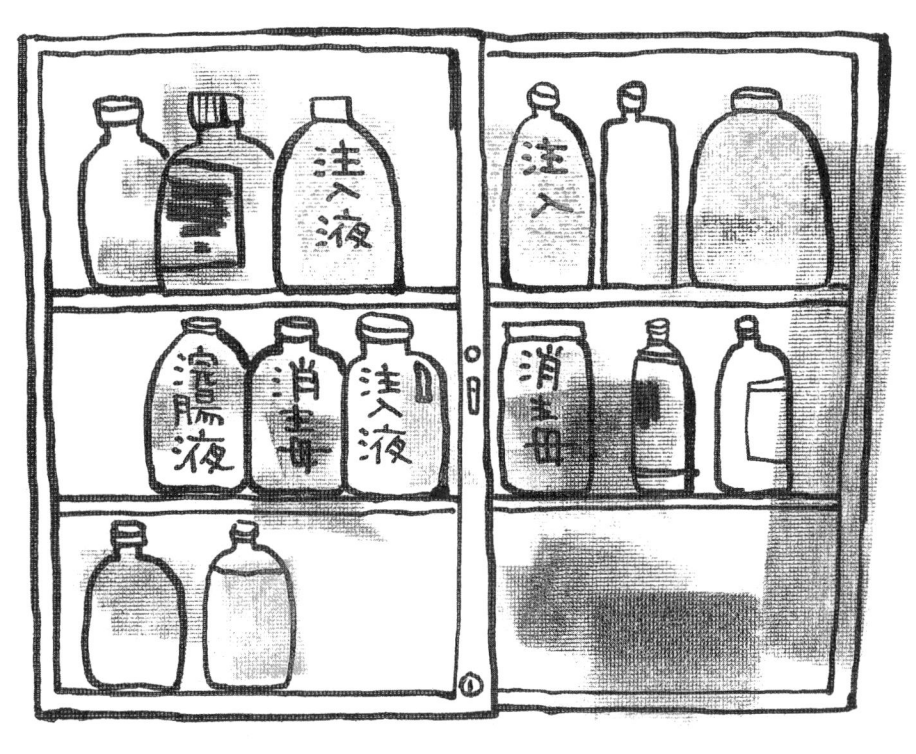

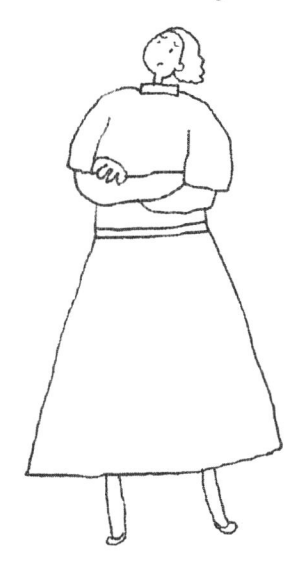

を紛失したり，組織をホルマリン液につけ忘れた事例のほかに，他患者の検体びんに混入した事例，検体びんに患者名の記載を忘れた事例もあった。検体の取り扱いルールの確立が必要である。

● **検査途中の立位撮影，台からの転落に注意**

気管支ファイバー後の胸部レントゲン撮影で，立位時に看護師が目を離した際に転倒した事例があがっていた。胃透視の終了間際，次の患者を呼びに外に出ている間に透視台から転落した事例もあがっていた。

造影剤の間違いや造影剤によるアレルギー症状が出現した事例もあった。

MRI検査時，はさみをポケットのなかに入れたままで行った事例などがあがっていた。そのほか，胸腔持続吸引中の患者をクランプしたままCTを撮った事例もみられた。

採血検査では，ブドウ糖の点滴中に，刺入部の中枢側より血糖の採血，スピッツに入れる際の針刺し事例もあった。また，病理検体の氏名記載の不備・間違い，LST検査提出時，薬剤を間違えて提出した事例などがあった。

■ 終了後の観察

● **検査終了後の転落・転倒に注意**

内視鏡検査では，検査後の臥床中にベッドより転落した事例やファイバースコープ洗浄の誤りなどがあがっていた。放射線検査でも検査終了後の転倒が重要であった。採血検査では，検体提出先の間違いや検体提出忘れなどの事例があがっていた。

I 診療の補助業務におけるエラー発生要因と対策

6 手術看護

　手術室事例と注射，転倒転落など各領域に分類されていた手術室関連の事例から分析可能な415事例を，手術看護の11業務プロセス，「A.手術申込と受付」「B.術前準備」「C.術前処置」「D.手術室搬入・手術台への移乗」「E.麻酔」「F.体位と装着器具，設備」「G.手術器械・薬剤準備」「H.手術および介助」「I.麻酔覚醒」「J.術後処置・整備」「K.手術室からの患者搬出」と，厳密には業務プロセスとはいえないが，「L.検体」「M.麻薬」の2つを加え，計13の業務プロセスで，エラーとその発生要因を整理した(別表:「手術看護エラー発生要因表」)。

業務プロセスにおけるエラー発生要因

■ 手術の申込と受付に関するエラー

● 重要情報，変更情報の正確な伝達のためにルールづくり

　手術申込書関連では，手術部位の左右の記載間違い，必要な特殊器械が記載されていなかったなどの事例があがっていた。

　情報伝達エラーとして，病棟から手術室への連絡に関するものとしては，緊急手術の連絡や，術式や麻酔方法などの変更の連絡の際に手術室側の受けが不備となった事例があった。たとえば，術式変更を電話で受けて手術申込書を直す際に他患者の申込書を直した事例や，眼科患者の手術順番が変更された際に手術申込書の氏名は書き換えたが，眼内レンズの記入部位はそのままとなった事例である。

　一方，手術室側から当日入院の患者の手術開始時刻が変更になったという連絡が病棟へうまく伝わらなかった事例があった。一般に，変更情報は情報伝達の混乱を引き起こしやすい。手術に関する変更情報はきわめて重要な情報であり，病棟，手術室双方が正しく伝え，正しく受けるためのルールづくりが必要である。

■ 術前準備に関するエラー

● 病棟における術前準備のチェックシステム

　手術同意書に捺印がないため手術開始時刻が遅れた事例や，血液型判定用の採血対象者の間違いや，術前ルーチン検査の忘れなど，術前検査に関するエラー事例があがっていた。

　持参物品の準備の不備・誤り事例として，同じ手術が2件続いていたためにレントゲン写真を取り違えたものや，同姓患者のエンボスカードや眼内レンズを持参した事例があがっていた。装着物(義歯，コンタクト，指輪，ピアス，ペディキュアなど)のはずし忘れや，ネームバンドのID番号の記入間違い・記入し忘れもあがっていた。

　稀有な事例とは思うが，麻酔科医の術前訪問時に患者を間違った事例もあがっていた。

■ 術前処置に関するエラー

● 術者との情報共有で適正な術前処置

　術前処置の患者間違いや点眼や剃毛部位の左右間違い，手術部位に貼付薬を貼った事例，静脈ルートを手術部位にとった事例などがあがっていた。こうした術前処置の間違いは，術者と看護師の間で手術内容に関する情報が共有できていないことが要因である。

　そのほか，外来患者の遅い来院であわてて搬入したために剃毛を忘れた事例や2か所の手術で1か所のみしか剃毛せずに入室した事例もあがっていた。

　術前投薬による呼吸抑制が起きた事例や，食止めしなかったために配膳され，患者が摂食して入室した事例(p86「食事に関するエラー」)があがっていた。

　術前準備と術前処置の内容について，病棟と手術室双

方で共通のフォーマットのチェックリストを持ち，病棟，手術室双方で確認すべきと思われる。

■ 手術室搬入・手術台への移乗に関するエラー

● 件数の多い手術での手術出し順番の間違いに注意

搬入時刻の遅れや，眼科，耳鼻科手術で患者を手術室に送る際の順番の間違い事例があった。とくに1件当たりの手術時間が短く，手術件数も多い白内障手術では順番が入れ替わることもしばしばあり，患者の取り違えと眼内レンズの間違いを起こしやすい[1]ので要注意である。

● 患者間違いのさまざまな要因

搬入時に患者を間違いかけた事例も多数あがっていた。その要因としてストレッチャーにほかの患者のカルテが置かれていた事例，手術室から病棟に搬入を連絡する際，病棟を間違えたうえに，単に"次の人"というあいまいな連絡をしたためにほかの患者が間違って搬入された事例，受け持ち以外の看護師が搬入したために間違った事例があった。患者の応答を信じて間違いかけた事例では，担当の麻酔医が術前に訪問した麻酔医ではなく，主治医も不在であったために気づかなかったという悪条件が重なっていた。現在はネームバンドで患者確認を実施する施設が多く患者間違いのリスクは減ったが，こうした事例が相当数報告されていることを考えると，手術室での患者間違いの潜在リスクはかつてかなり高かったものと思われる。

● 同時に複数名の搬入，手術室の間違いに注意

手術室を間違って搬入した事例としては，深夜勤務の看護師が緊急手術に対応しながら患者を搬入したことや，同姓患者での間違いや同時に2名の患者が搬入されてきたために間違いが起こりかけた事例があがっていた。情報伝達の不備や同姓，同時複数名の搬入，患者の誤応答など，注射での患者間違いと同様な要因であった。

● 手術台への移乗時，台上からの転落に注意

手術台への移乗時の転倒や手術台上からの転落にも注意しなければならない。外来手術で患者が尻より台についたときに両足が浮き反対側へ転落した事例や，乳児を台上に寝かせたまま物品を探すためわずかに目を離したところ，転落しそうになった事例があがっていた（「転倒・転落発生要因マップ No 4」参照）。

そのほか，オンコールの手術で術者への連絡が円滑にいかなかった事例もあがっていた。

■ 麻酔に関するエラー

● 麻酔の電源とガス源の確保

麻酔器関連の不備として，麻酔器の蛇管のセット位置を間違っていた事例，コンセントにプラグを挿入し忘れた事例，麻酔器へ接続している酸素，亜酸化窒素の接続部のはずれた事例などがあがっていた。

● 筋弛緩薬，局所麻酔薬の'mg'と'アンプル'の間違いに注意

注射薬の誤りもあった。筋弛緩薬の誤り（マスキュラックスをミオブロックやサクシンと間違える），'mg'と'アンプル'の間違いでは，マスキュラックス1mgを1アンプル（4mg）と間違えた事例が複数例あがっていた。局所麻酔薬でも，キシロカインEとキシロカインの間違い，局所麻酔薬の濃度の間違い，硬膜外麻酔薬でも'mg'と'アンプル'の間違い，カップに入っていたボスミン生食を局所麻酔薬と勘違いしかけた事例もあった。

● 台上からの転落に注意

麻酔導入開始直後に体動が著明で台から転落しかけた事例，硬膜外にカテーテル挿入時に，側臥位の支えが不十分であったため転落しかけた事例，前投薬が効いていない小児患者からわずかに目を離したすきに手術台から転落した事例があがっていた。

■ 体位と装着器具，設備に関するエラー

● 体位固定にからむトラブル防止はチーム全体で対応

体位固定の不備に関する事例として，手術台の手台，足台の固定が不十分で落下しそうになった事例や，脊椎麻酔患者が両上肢の抑制をゆるめにしていたところ，抑制を抜き上肢を術野に持っていってしまった事例があった。神経麻痺予防具のセット忘れもあった。

本事例では体位固定に関する事例はそれほど多くなかったが，固定によるトラブル防止は手術看護にとって重要なテーマである。患者にとって安全・安楽な体位が，術者にとって手術のやりやすい体位とは必ずしも一致しない。体位固定は，外科医，麻酔科医，看護の医療チーム全体で行う必要性がある。また，身体的に変形や麻痺など体位固定に問題があると予想される患者は術前に手術部に来てもらい，外科医・麻酔科医・看護師がかかわり意識下でシミュレーションを行うことで，術後の痛みやしびれ，麻痺，褥瘡などの事故発生防止に有用である[2]。

6 手術看護

● 対極板や保温用具による熱傷に注意

対極板の貼り忘れや対極板の下にイソジンが流れ込んだことによる熱湯，対極板貼用不良での熱傷事例があがっていた。

モニター機器装着に関する事例として，ライン取りしている上肢に駆血帯を巻いているのがバスタオルで隠されてわからなかった事例もあった。

設備上の問題として，循環式水マット接続部が破損し体温低下や保温マットの故障で熱傷になった事例もあった。

体位，駆血帯・電気メスや保温用ブランケットなどによる傷害が発見されるのは，多くの場合手術終了後であり，治療は必然的に遅れることから注意を要する[3]。

■ 手術器械準備に関するエラー

● 滅菌に関するエラーは重大，滅菌済みと有効期限の確認の徹底

滅菌方法の誤り，滅菌済みを確認せず滅菌していないものを手術台に並べた事例，滅菌期限を確認せず期限切れの器具を出した事例があった。滅菌にかかわるエラーは，手術部位感染を引き起こして術後経過に重大な影響を与える。滅菌済みと有効期限の確認を徹底しなければならない。

● 術前のミスカウントに注意

術前の器械のミスカウント事例として，コッヘルのなかにペアンが入っており，間違ってペアンをコッヘルとミスカウントした事例やガーゼカウントを忘れた事例があった。

術前にカウントミスがあれば，術中のカウントが意味のない行為になることからとくに注意しておかなければならない。

● 器械の一部欠損は滅菌前のチェックを厳重に

器械の準備や取り扱いに関する問題として，器械の一部欠損に気づかなかった事例や，高価な手術器械を落した事例があった。

そのほか，短時間で終了予定の緊急手術で次の手術に使用予定の器械を使用したところ，手術が長引いたため，本来の手術で使用できなくなった事例もあがっていた。

● 余剰麻酔ガス排出装置の使用法の熟知と保守点検

余剰麻酔ガス排出装置への連結忘れの事例もあった。近年汎用されている麻酔ガスモニターでガス吸引式のものは，モニターの排出口から持続的に数十ml/分のガスを排出しているため，呼吸回路に戻したり，余剰麻酔ガス排出装置に連結しないと思わぬ汚染源となる。使用法を熟知していないと十分吸引していないとか，安全弁などからの漏れが存在するなど，保守点検が重要である[4]。

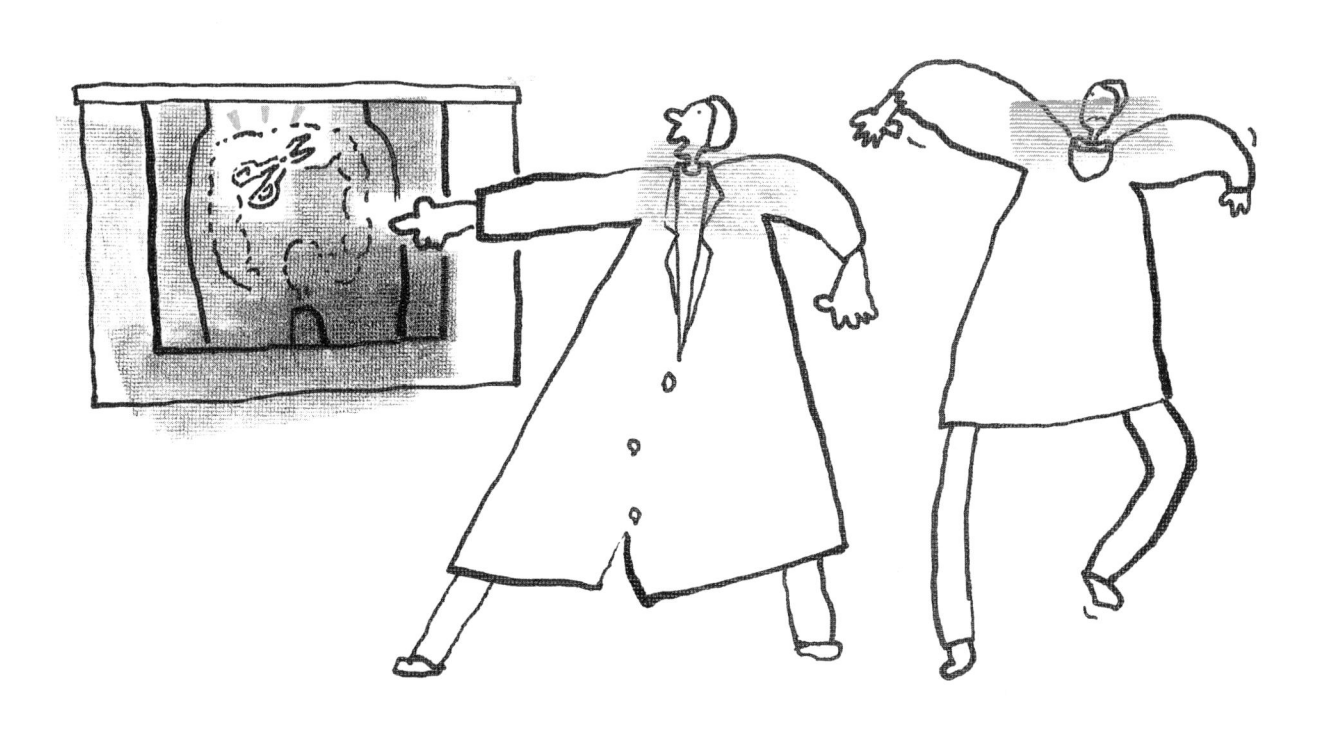

■ 手術および介助に関するエラー

● 同じ手術の連続時に左右誤認に注意

部位誤認として，左右間違いが起きかけた事例があった。手術申込書が間違っていたうえに患者に左右確認したが間違って答えたために起きかけた事例や，2件続いた鼠径ヘルニア手術で，両者で左右を勘違いした事例があがっていた。

● 他科手術室使用時，消毒薬の違いに注意

消毒薬の間違いとしては，緊急手術で他科の手術室を使用した際，準備されていた消毒薬の違いを知らなかったために間違った事例があがっていた。

● 術中指示での'あわてて注射'に要注意

注射エラー事例としては，筋弛緩薬の側注を指示されたときに，バッキングや体動があり，あわてて筋弛緩薬と思って三方活栓に接続している昇圧剤を側注しようとした事例や，帝王切開で子宮収縮剤を注射器に吸って準備しているところに，急に血圧低下をきたし昇圧剤の指示があり，子宮収縮剤と間違えかけた事例があがっていた。また，定間隔で注射すべき筋弛緩薬と血圧変動時に一時使用した昇圧剤が三方活栓に並んで接続されていたことから，両者を間違いかけた事例や，急変で数種類の薬剤が一斉に指示されあわてて準備するときの間違い事例があがっていた。三方活栓に接続されている注射薬の内容があわてていても識別できるような工夫が必要である。

● 注射薬の取り出し，入れ間違いに注意

注射薬の取り出し間違い（ペルジピンとヘルベッサーの間違い）やエフェドリンのケースにボスミンが間違って入っていたことによるエラーがあった。

● 薬剤の投与方法に関する知識習得

抗不整脈剤の2％のキシロカインと10％のキシロカインを同じところに置いていたために間違いかけた事例や，新人がエホチールを希釈せず急速静注しようとした事例，また，「ボスミン入れて」といわれ，薬杯の生食のなかに入れなければならないのを静注しようとした事例があがっていた。いずれも危険な薬剤の投与方法に関する知識が不足している。これらに限らず，手術室で使われる薬剤は循環器系の危険な薬剤が多い。しかも，使われる時は緊張した状況で口頭で指示されるために伝達エラーも発生しやすい。だからこそ，薬剤について確実な知識を習得しておかなければならない。

● 薬剤効果がないとき，まずラインのチェック

静脈ラインの管理上の問題として，麻酔剤を追加しても体動がおさまらないため，布下のラインを確認し漏れを発見した事例，副鼻腔の内視鏡下の手術で室内灯を消して行っていたために漏れ発見が遅れた事例や，輸液ポンプの表示のみをみていたために，接続部がはずれたことの発見が遅れた事例あがっていた。

● 術中に必要になった予定外の器械出しに注意

器械に関する事例として，術中に腹腔鏡のカメラコードが不潔となり，別のホルマリンボックスから持参したところホルマリン錠が入っていなかった事例や，急に必要となった器械をオートクレーブ消毒後に出したところ，過熱で熱傷になりかけた事例，口腔外科手術中にドライバーが過熱し，骨膜・筋層に軽度の熱傷が起きた事例があがっていた。

術中には予期せぬ出来事が発生しうる。必要な器械のスペアについても意識して準備しておく必要がある。また，術者との事前の情報連携を密にして，予測される事態を考慮した器械準備が必要である。

● カウントのみに依存できない遺残防止

ガーゼ・針カウントが合わなかった事例として，切除した大腸内にガーゼが入っていた事例やバラガーゼが混入していた事例，腹腔内に針が落ちたのを気づかなかった事例があがっていた。一方，ガーゼカウントは合っていたがレントゲンで遺残を発見した事例もあり，術前のガーゼカウントそのものが誤りであれば，カウントが合っていても遺残はあり得る。カウントのみを遺残防止対策とするのは限界がある。

● そのほかの遺残にも注意

異物遺残事例として，滅菌テープの切れ端や器械に他科と区別するために貼られていた赤テープが，術中にはがれて異物遺残となりかけた事例があがっていた。

ガーゼや器械に関してはカウントを励行し，遺残にも注意を払っているが，こうした思わぬ遺残にも注意を要する。

そのほか，モニター機器が故障で作動しなくなった事例や，体温上昇で悪性高熱と判明した事例や脊椎麻酔患者が疼痛のため体動激しく，転落した事例があがっていた。

■ 麻酔覚醒時のエラー

吸入麻酔剤が抜管時に止められていなかった事例や，笑気を切る際に間違って酸素を切りチアノーゼが出現し

た事例もあがっていた。また、筋弛緩薬のリバース注射の誤りが、ワゴスチグミンのケースのなかにほかの薬剤が間違って入っていたために起きていた。覚醒時の疼痛のために、鎮痛剤を取りに行っている間に患者が転落した事例もあがっていた。

■ 術後処置・整備に関するエラー

体位変換やシーツをとる際に転落しそうになった事例や、チューブが抜去されかかった事例があった。器械の片づけ中に、尖刀が手に刺さった事例があがっていた。

■ 手術室から患者搬出に関するエラー

● 移乗時の転落とチューブ抜去に注意

手術台からストレッチャーやベッドへの移乗時にチューブ類（ドレーン、輸液ライン、硬麻カテーテル、膀胱留置カテーテル）がひっかかって抜けた事例や、移乗時にストレッチャーのストッパーが甘かったために動いて転落しそうになった事例があがっていた。

● 術後との確実な情報連携

病棟との連携の問題としては、病棟へ違う患者のカルテとともに搬出した事例や、術中に投与された抗生剤や抜管前の鎮痛坐薬挿入の記録のし忘れ、申し送りを忘れた事例もあった。

● 帰棟途中・直後のアクシデントへの対応

帰棟直後のアクシデントとして、術後せん妄でベッド下へ転落、帰室後喉頭けいれんの事例があがっており、とくに後者は危険な事例で、手術室から病棟へ戻る途中も含めて急変に対応できるようにしておかなければならない。

■ 検体に関するエラー

● 病理検体の扱いのルール化

検体関連の事例としては、直接介助者から検体を受け取るときに落とした事例、迅速病理検体の患者名の間違いや検体の提出先の間違いなどがあがっていた。本対象事例はなかったが、粕田[3]は病理検査に提出する場合に、ホルマリン固定をするのか（永久標本）、しないのか（迅速標本）の区別、リンパ節標本と番号の整理、採取組織の破棄は原則として手術終了後とするなどが重要と述べている。

● 迅速病理標本の結果を伝達する際の注意

意識のある患者の前で迅速病理検査の結果を伝えた事例もあった。局所麻酔の患者と全身麻酔の患者で伝え方を変えるのは困難である。患者の意識の有無にかかわらず、術中の病理検査結果の伝達ルールをつくっておかなければならない。

■ 麻薬に関するエラー

麻薬使用本数の記載漏れで残量と合わないことや、空アンプルを誤って廃棄した事例があった。器械台の滅菌シャーレのコカイン水をヂアミトール水と錯覚し、ガーゼでふき取った事例もあった。

手術看護エラーの内容

各業務プロセスのエラーを整理すると手術看護エラーとして主要な13種類に分類された。これら13種類のエラーが複数の業務プロセスにまたがって発生していた（表1）。業務プロセスとエラーの内容からなるマトリックスでエラーの発生要因を理解し、チェックリストなどでの確認ポイントを明らかにして教育すると理解しやすい。ここでは、13種類の看護エラーのうち重要なものについて整理しておく。

■ 病棟と手術室の情報・業務の連携エラー

多数の手術室を擁する手術部はあたかも交通量の激しい5叉路、6叉路の交差点のようなものである。さまざまな背景を背負った患者が、手術室にやってくる。手術のリスクも緊急性もさまざまである。交通でいえば、過量積載の大型ダンプも走っていれば、救急車も通る、脇を縫うように高速でバイクが連続ですり抜ける。もし、それらが複数の方向から勝手に走行してくれば、交差点内で当然大事故が発生する。事故を防ぐために相当手前からの交通整理が必要になる。ドライバーは交通ルールも遵守しなければならない。まさにこの交通整理とルールの遵守が、病棟から手術部への業務・情報の適正な連携にあたる。しかし、この連携がうまくできていない事例が多かった。そこで表2に病棟と手術室の情報・業務の連携エラーに相当する事例を整理し直した。

● 手術チームに直接的、間接的に影響を与える連携エラー

事例をみると、必要文書類の不備、術前準備・処置の不備、搬入時刻の遅れなどの事例が多かった。こうした連携の不備は、手術室の術前業務に遅れや支障をきたし、間接的な手術エラー誘発要因ともなりかねない。

さらに、手術に直接支障を生じさせるものもあった。

I 診療の補助業務におけるエラー発生要因と対策

表1 13種の手術看護エラーを手術業務プロセスで整理　　　　　　　　　　　　　　　　　　　　　　○印は関連プロセス

	A. 手術申込と受付	B. 術前準備	C. 術前処置	D. 手術室搬入・手術台への移乗	E. 麻酔導入	F. 体位と装着器具,設備	G. 器械・薬剤準備	H. 手術および介助	I. 麻酔覚醒	J. 術後処置整備	K. 手術室から患者搬出	L. 検体	M. 麻薬管理
1. 術前および術後との情報や業務の連携エラー	○	○	○	○							○		
2. 移送中および手術台からの転倒・転落			○	○				○	○	○	○		
3. 体位や固定のエラー・トラブル					○	○		○					
4. 熱傷						○		○					
5. 注射エラー(術前投薬,麻酔導入時,術中,筋弛緩薬のリバース)			○		○			○	○				
6. 輸液ライン挿入・管理エラー			○	○	○	○				○			
7. 消毒薬エラー							○			○			
8. チューブ類誤挿入・抜去					○					○	○		
9. 器械準備・取り扱いエラー(不潔,落下など)					○	○		○		○			
10. ガーゼ・器械のミスカウント								○					
11. 輸血エラー	○	○						○					
12. 検体取り扱いエラー								○		○		○	
13. 麻薬管理エラー		○						○					○

特殊器械の必要性などの重要な情報の記載漏れ，手術部持参物品の不備や誤り，術前検査の不備や忘れ，間違った輸血用血液が準備されていたことなどである。なかには，重大な手術の誤りを引き起こしうるものもあった。手術申込書が誤って記載されていたことや，重要事項(術式や麻酔方法など)が変更されたのにもかかわらず，手術部で変更情報が正しく受けられていなかったことなどである。また，患者間違いにつながるものもあった。

● 術前業務のマネジメントの問題として検討

こうした不備は，担当者の注意不足・確認不足として片づけるのではなく，病棟における術前業務のマネジメント，つまり，システムの問題として見直す必要がある。術者との情報の連携と共有をどのように密にしていくのか，術日前日から手術出しまでの業務・労働体制，確認業務の手順のあり方などである。また，受ける手術室でも，病棟との連携が適切に実施されるようなシステムづくりが必要である。

一方，手術室から病棟へ患者を搬出する際に別の患者のカルテとともに搬出したり，記録忘れや搬送途中の転落や搬送中・帰棟直後にアクシデントの事例があった。手術室から病棟への適切な連携も同様，双方の業務システムの問題として検討しなければならない。

■ ガーゼ・器械カウントと遺残

カウントと遺残に関する事例を表3に再整理した。

● カウントがあっていても遺残を否定できない

そもそも術前にカウントミスがあった事例，カウントがあわず探したところ，体外の○○○にあったという事例，また，カウントはあっていたがX線で遺残がみつかった事例とさまざまな事例があがっていた。遺残を防

表2　術前および術後の情報や業務の連携エラー

1. **病棟から手術室への情報や業務の連携エラー**
    1) 術前業務の遅れや支障を生じさせるエラー
        - 手術申込書提出の遅れ
        - 緊急手術連絡不備
        - 手術同意書の不備・遅れ
        - 装着物のはずし忘れ
        - 術前処置時刻の遅れ・誤り
        - 術前処置の忘れ・不適切・誤り
        - 搬入時刻の遅れ・誤り
        - 搬送途中・搬入時のトラブル
    2) 手術中の業務に支障を生じさせるエラー
        - 特殊器械の必要性等の記載不備
        - 手術部持参物品の準備の不備・誤り
        - 術前検査の不備・忘れ
        - 輸血用血液の準備の不備
        〈手術の重大な誤りを引き起こしうるエラー〉
        - 手術申込書の記載不備や誤り
        - 重要事項（術式や麻酔方法等）変更と手術部での受けの不備
        - ネームバンドの不備・誤り
        - 麻酔科医の術前診察における患者・情報誤り
        - 飲食禁止が徹底されておらず
        - 手術部・手術室搬入時の患者間違い
2. **手術室から病棟への情報や業務の連携エラー**
    - 患者を違う患者のカルテとともに搬出
    - 記録忘れ
    - 搬送途中の転落
    - 搬送中・帰棟直後アクシデント（喉頭けいれん）

表3　器械・ガーゼのミスカウントと遺残

1. **ミスカウントやカウントあわず**
    1) 術前のミスカウントや忘れ
        - コッヘルの中にペアンがあり，間違ってペアンをコッヘルとミスカウント
        - 巻きガーゼカウントミス
        - もともとガーゼ枚数が多かったがカウントせず
        - さばきガーゼをカウントせず
    2) カウントあわず
        - 切除した大腸内にガーゼが入っていた
        - エピドラ用のバラガーゼ混入
        - 針の腹腔内，床下への落下に気づかず
        - 針をゴミ箱へ間違って捨てる
    3) カウントはあっていたがX線で遺残発見
2. **カウント対象以外のものの遺残**
    - 滅菌テープの切れ端の遺残
    - 他科と区別するために器械に貼られていた赤テープが術中にはがれ遺残

表4　移送中および手術台からの転落

1. **搬入途中・搬入時**
    - ハッチウエイにも注意
2. **手術台への移乗時**
    - 徒歩患者が足台に上るとき
    - 台上の患者から目を離したとき（とくに子供）
3. **麻酔導入時**
    - 導入開始直後の体動
    - 側臥位の支えが不十分
    - 前投薬が効いていない小児（わずかに目を離したすきに）
4. **手術中**
    - 脊椎麻酔患者の疼痛で体動
5. **術終了後の体位変換時**
    - 側臥位への体位変換する際
    - 汚れたシーツを取ろうとするとき
6. **麻酔覚醒時**
    - 固定が不十分
    - 覚醒時に体動，疼痛
    - 疼痛に対し鎮痛剤を取りにいくなどで目を離したとき
7. **手術台からストレッチャー・ベッドへの移乗時**
    - 移乗時ストレッチャー・ベッドのストッパーが不十分

ぐためにカウントをルールを決めて厳重に行っているが，事例をみると人間の認知機能に依存したカウントという方法のみで遺残を防止するのは限界であることがわかる。遺残による再手術の患者への負担を考えると，可能性が全否定できる事例以外は，術後レントゲン撮影は少なくとも必須ではないかと思われる。ガーゼ・器械の遺残が起きやすいのは口腔・咽頭手術と開腹手術で，口腔・咽頭のパッキングガーゼは気管チューブ抜去直後の気道閉塞の原因ともなりうる[3]ので注意を要する。

● **カウント対象外のものの遺残に注意**

一方，カウント対象外のものの遺残もありうる。滅菌テープや，他科の器械と区別するために貼られていた赤テープがはがれて遺残になりかけた事例もあり，レントゲン撮影でも安心できないことを認識しておかなければならない。

■ 移送中および手術台からの転落

● **転落が起きうる7つのポイント**

移送中および手術台からの転落を防止することも重要である。以下の7つのポイントを注意しておかなければならない。①搬入途中・搬入時，②手術台への移乗時，③麻酔導入時，④手術中，⑤術終了後の体位変換時，⑥麻酔覚醒時，⑦手術台からストレッチャー・ベッドへの移乗時，である。具体的な事例を**表4**に示した。7つのポイントの危険要因を意識化させる教育は事例を用いて行うとよい。もちろん，防止のルールはつくっておく。

■ 手術室における注射エラー

手術看護にからむ注射エラーの特性を理解するために，複数の業務プロセスにまたがる注射事例を**表5**に整理し直した。

I 診療の補助業務におけるエラー発生要因と対策

●4つの業務プロセスで起きうる注射エラー

手術看護で注射エラーが発生する機会は，4プロセスに存在する。術前処置での前投薬，麻酔導入時の筋弛緩薬，静脈麻酔・局所麻酔薬，術中の筋弛緩薬，昇圧・降圧剤，抗不整脈剤および診療科特有の薬剤など麻酔覚醒時の筋弛緩薬のリバースである。エラーの具体的内容を表5にあげた。使用薬剤は病棟と異なり，種類がある程度限定されている。

●手術室特有の注射エラーと病棟と共通した注射エラー

注射事例を整理していくと，手術室特有のエラーと，病棟と共通した注射エラーがあった（表6）。前者の事例としてきわめて特徴的なのが，「バッキングや体動による筋弛緩薬の指示や血圧低下で昇圧剤の指示などであわてて実施しようとして，ラインに接続中や準備中の薬剤と間違いかけた」という事例である。見事に状況の同じ事例が複数例報告されていた。つまり，術中のバッキングや血圧変動などによる注射指示は，手術室では比較的日常的であっても，実施者には強い焦りをもたらし，すでにラインに接続している（準備している）ほかの薬剤との間違いを誘発したものである。

一方，病棟と共通したエラーとしては，同種同効薬と錯覚した薬剤間違いである。端的にいえば，筋弛緩薬，局所麻酔剤，昇圧剤の種類間違いである。また，定数保管ケースに薬剤を入れ間違っていたために起きた事例もあった。これも病棟でよく起きている。主としてアンプルの外形が似ていてケースに入れ間違うものと，50音順のケースで名称が似た薬剤を入れ間違うものがある。また，複数の濃度のある薬剤での間違いもあった。局所麻酔薬や抗不整脈剤のキシロカインである。

量間違いとして「○mg」を「○ml」や「○アンプル」と間違う事例があった。病棟でも 'mg' を 'ml' の間違いは，新人が口頭指示を受けたときにしばしば発生している。病棟看護師と違い，日頃直接薬品を取り扱う機会が少ない[5]こともが影響している。手術室で使用する薬剤の種類は程度限定されているため，薬剤の知識教育もそれほど困難ではない。「注射エラー発生要因の分析」(p 11)で，口頭指示の際に誤解しやすいポイントが同定されている。それらは，薬剤の単位や投与方法，複数規格での規格間違いなどである。

手術室ではほとんどが口頭指示であることから，この

表5 手術室における注射エラー

1. **術前投薬**
   ・術前投薬の誤り
2. **麻酔導入時の筋弛緩薬，静脈・局所麻酔薬**
   1) 筋弛緩薬の誤り
   ・通常使用する筋弛緩薬を思い込みで準備
   ・マスキュラックス1 mgを1アンプル(4 mg)と間違う
   ・乳児の筋弛緩薬量の計算・準備間違い
   2) 静脈麻酔薬の誤り
   3) 局所麻酔薬の誤り
   ・キシロカインEとキシロカインの間違い
   ・局所麻酔薬の濃度間違い
   ・硬膜外麻酔のインフューザー作成時に薬剤○mlと○アンプルと間違い
3. **手術介助時の筋弛緩薬，昇圧剤，降圧剤，抗不整脈剤**
   ・あわててラインに接続中の薬剤や準備中の薬剤と間違える
   ・ケースに他の薬剤が間違って入っていた
   ・濃度の違う薬剤が麻酔カートの同じところに置かれていた
   ・術中急変で数種類の薬剤一斉指示，あわてて準備するときに取り出し間違い
   ・類似した薬効，似た名称の薬剤と間違える（血圧上昇でペルジピンとヘルベッサーの取り出し間違い）
   ・量を確かめず間違う（エフェドリン5 mg指示を10 mgと間違う）
   ・筋弛緩薬1アンプル注射器に準備。1/2アンプルの指示で，注射器のものを1/2アンプルと錯覚し側注
   ・新人で知識がなく，エホチールを希釈せず単身で急速静注
   ・薬杯に入れる指示を側注（「ボスミン入れて」といわれ，薬杯の生食の中にボスミンを入れなければならないのを静注しようとする）
4. **麻酔覚醒時の筋弛緩薬のリバース**
   ・ワゴスチグミンのケースの中にほかの薬剤が間違って入っていた

表6 手術室における注射エラーの特異性と非特異性

1. **手術に特異的なエラー**
   バッキングや体動による筋弛緩薬の指示，血圧低下で昇圧剤の指示などであわてて実施しようとして，ラインに接続中や準備中の薬剤と間違う
   【事例】
   ・筋弛緩薬の静脈の指示時，バッキング・体動。あわてて三方活栓に接続中の昇圧剤を筋弛緩薬と思い側注しようとする
   ・帝王切開で子宮収縮剤を準備しているところに血圧低下で昇圧剤の指示，あわてて子宮収縮剤と間違いかける
   ・血圧低下でエホチールの指示。あわてていたので薬剤名を記載せずにルートにつけていたほかの薬剤と間違いかける
   ⇒術中の血圧低下，バッキングなどでの臨時指示は日常的であっても実施者に強いタイムプレッシャーをもたらし，エラーが誘発されやすい
2. **非特異的エラー**
   1) 薬剤間違い
   ・似た薬効，似た薬剤名の薬剤と間違う
   ・定数保管薬のケースの入れ間違いによる薬剤間違い
   2) 薬剤量の間違い
   ・「○mg」や「○ml」を「○アンプル」と間違う，局所麻酔薬濃度間違いなど
   ・濃度間違い

あたりの知識強化がとくに重要である。

手術室におけるリスクの特異性

　手術室の事故には，手術というきわめて侵襲性の高い医療行為の手技中に発生した事例と，看護師，臨床工学士も含む手術室のチームや検査を担当する技師部門，滅菌，機器保守・物品管理，清掃などバックヤードがからむ事例に分かれる。前者は手術の難度や術者の技術的要素がより大きなウエイトを占める事例であるが，後者はチームの連携や手術部としてのマネジメントの問題がからみ，手術部の業務システムを見直さなければならない事例である。

　対象事例を整理していくと，ほかの看護領域の事例にはない，いわば手術室特有ともいえるものを感じた。それは病棟とは異なる手術室におけるリスクの特異性ではないかと思われた。そこで，病棟における医療行為と手術室のそれとはどのように違うかを考えてみた。

　第1は，手術は，執刀医の技術的要素が強いきわめてリスキーな侵襲行為であり，麻酔という非生理的状況下での施術であり，とくに全身麻酔では危機の発見をモニター機器という「モノ」に依存し，その評価や対応は麻酔医の経験や力量に影響されることである。つまり，病棟の医療行為よりも，術者や麻酔医という個人の力量・経験に依存し，一方では，麻酔器やモニター機器にも依存しているという，病棟よりもよりもはるかにハイレベルな'マン-マシン(man-machine)システム'であるということである。

　第2は，患者が病棟とは異なる閉鎖空間に移動しての施術であり，術前との連携のもとで行われることである。1つの部署で首尾一貫し，完結するほうが管理は容易である。つまり，手術は術前管理や準備の影響を少なからず受け，当然連携上の不備からくる問題にもさらされやすい。また，異閉鎖空間で行われるがゆえに，患者に関する情報共有が不十分になる危険性があるということである。

　第3は，非日常的，特異的なセッティング下での施術であること。つまり，特有な体位，厳密な清潔性など厳しい制限が要求されることが，疑問を感じてもそのことを明らかにするための障碍となり，発生後の対応にも影響してくることである。

　第4は，多数の「モノ」の使用が必須であること。多種多様な器械・器具の滅菌やメンテナンスなどバックヤードの管理が影響をあたえることである。

　第5は，施術の時間帯や同時並列手術の有無によって人的・物的な資源配分の制約を受けること。つまり，リスクの高い手術へ資源配分が偏り，リスクがそれほど高くないと想定されている事例で，逆に重大事象が発生すると対応に問題が生じる恐れもあることである。

　第6は，通常でない，いわゆる予定外の出来事は，上記5点によっても影響されて，強いプレッシャー（心理的，時間的にも）をチームメンバーにもたらし，発生後の対応にも影響をあたえることである。

　第7は，重大事象が発生すると，リーダーの麻酔医には時々刻々と正しい意思決定を下す能力が求められ，チームには高い危機対応能力が要求されること，などである。

　こうした手術室のリスク特異性を考えると，'予定外の出来事'はどんな些細なことでも発生をできる限り防止することと，発生しうる'予定外の出来事'を事前に想定し対応を考えておくことの両者が必要になる。そのためには，業務のプロセスで起こりうるエラー・トラブルを認識して対応し，また，患者背景や手術のリスクに関する情報をチーム間で共有しておかなければならない。さらに一方では，重大な'予定外の出来事'の発生を想定し，そのとき，個々が，あるいはチームとしてどのように対応していくかをシミュレーションしておくことも重要と思われた。

● 引用文献
1) 谷口重雄：手術室で気をつけること，眼科ケア，2(3)：256-260, 2000.
2) 高橋由美，角田なつき，三沢君江，松崎美恵子：リスクマネジメントの実際①医療事故を未然に防ぐ現場の試み，消化器外科NURSING, 5(8)：907-912, 2000.
3) 柏田晴之：医療事故とその取り組み—病院システムとして手術部の立場から—, OPE nursing, 15(2)：190-196, 2000.
4) 松田和久：医療ガスの安全管理と毒性，OPE nursing, 14(9)：838-842, 1999.
5) 坂本眞美：医療事故防止に向けて　手術室看護の立場から，OPE nursing, 15(8)：683-687, 2000.

● 参考文献
1) 吉野肇一・古山信明編：手術室研修医マニュアル，診断と治療社, 2002.
2) 慶応義塾大学病院中央手術部編：慶應義塾大学病院周手術期看護マニュアル[総論]，メディカ出版, 1997.
3) 小林寛伊監修：手術室で働く人のための手術医学テキスト，医薬ジャーナル社, 1999.
4) 一柳邦男：JJNスペシャル37　絵で見る手術室看護，医学書院, 1994.
5) 都築正和監修：殺菌・消毒マニュアル，医歯薬出版, 1999.

I 診療の補助業務におけるエラー発生要因と対策

7 人工呼吸器　8 医療ガス

　医療機器に関する事例のなかでは，人工呼吸器関連の事例は，輸液・シリンジポンプ，人工透析機器についで多かった。エラー・トラブルの項目別に事例30事例を整理した(別表：「人工呼吸器エラー発生要因表」)。

　また，人工呼吸器と深く関連する医療ガスのからむ事例52例も，ここで一緒に整理しておくことにした(別表：「医療ガス関連エラー発生要因表」)。

人工呼吸器関連事例のエラーと発生要因

■ 電源の確保に関するエラー

● 電源の確保忘れと思わぬ電源の遮断に注意

　コンセントにプラグの差し込み忘れも数例あがっていたが，清拭のためにはずして壁に立てかけたベッド柵が倒れて電源が切断された事例，コードがドアに挟まれて電源を切断した事例もあがっていた。また，コンセントからプラグが抜けかけていたが，隠れてみえなかったために発見が遅れた事例があがっていた。

　ウイーニング中の患者で再装着後電源スイッチをONにし忘れた事例もあがっていた。

■ 回路に関するエラー

● 回路のアーム適時調整により接続部のはずれ防止

　回路のはずれ事例が多くあがっていた。チューブ類の管理エラーの事例としても整理されている(p35)。ほとんどが気管カニューレ・気管チューブと蛇管の接続部でのはずれであった。何らかの力がかかってはずれた事例や，痰の吸引や蛇管の水を払うなどのケアではずした後に，再接続が甘かったためにはずれた事例がみられた。回路に力がかかった際に，チューブごと抜けるよりは接続部ではずれるほうが無難であるが，患者の体動などで，回路に力がかからないようにアームを適時調整しておかなければならない。

● 接続部のはずれとアラーム解除の危険性を対にして認識

　多くはアラームで気づくが，アラームが解除されていると自発呼吸のない患者では大事故につながる。痰の吸引の際にアラームを解除して再設定を忘れ，接続部のはずれに気づけなかった事故が以前に報道された。接続部のはずれとアラーム解除の危険性を対にしてスタッフに認識させておかなければならない。

● 回路のピンホールによるリークにも注意

　定期的に交換していたにもかかわらず，蛇管に破れがあってリークし，酸素飽和度が低下して発見された事例があがっていた。

■ 設定に関するエラー

　設定に関しては，換気回数，換気モード，感度の設定ミスの事例があがっていた。

■ 加温加湿器に関するエラー

● 加温加湿器の精製水と間違えて消毒液

　加温加湿器に関する事例は最も多く，とくに加湿水の注入で精製水と間違えて消毒液(エタノール，オスバン，ヘキザックなど)を注入した事例が複数あがっていた。容器が似ていた，あるいは保管場所が同じであったことを要因としてあげていた。輸液セットを使用して精製水を補充していて，水が蛇管まであふれた事例もあった。

● 加温加湿器，ネブライザーの蓋のしまりの甘さでリーク

　一方，加温加湿器の蓋のしまりが甘かったために設定どおりの酸素がいかなかった事例や，加温加湿器と蛇管の接続ミスで加湿器の温度が上らなかった事例もみられた。

　ネブライザーの蓋がゆるんでいたために，設定どおり

の酸素がいかなかった事例や，ウォータートラップの水を捨てるのを忘れあふれそうになった事例，モニターのアラームがOFFになっており，異常に気づくのが遅れた事例があがっていた。

● 装着時，定時観察時，ケア後のチェックシステムの確立

こうしたエラー防止対策として，装着時，定時観察時，ケア後のそれぞれで何をどのように確認するかを明らかにしたチェックリストを作成して，目視に頼った確認ではない，確実なチェックシステムにしていくことが必要である。

なお，気管チューブや気管カニューレの抜けの事例に関してはチューブ類の管理エラーで別途整理している(p 36)ので省略する。

医療ガス関連のエラー・トラブルの内容と発生要因

■ 酸素ボンベに関するエラー

● ボンベの残量を確認せず，移動中やCT待機中に酸素不足に

酸素吸入に関しては，新人による酸素ボンベの内容間違いやボンベの残量を確認しないまま使用し，移動中やCT待機中に酸素不足になった事例が数例あげられていた。とくに，酸素ボンベ使用中の患者を量の確認が不十分なまま，待機時間があるため患者を残して病棟へ帰棟したあとに酸素ボンベが空になった事例などきわめて危険な事例もあった。

■ 酸素流量に関するエラー

酸素流量の間違いとして，深夜暗いなかで痰を吸引後に吸引器の操作の際に誤って酸素流量を操作してしまった事例，また，在宅酸素患者の述べた流量を信じたところ，桁違いの流量であった($0.25\,L/分 \rightarrow 2.5\,L/分$)事例があげられていた。

■ 酸素ラインに関するエラー

● 酸素ラインの体動によるはずれ，すべての接続部に注意

チューブ類の管理エラーと同様，苦痛で体動が激しい患者で酸素ラインの接続部がはずれた事例があった。とくに根元の接続部は確認を怠りやすく注意を要する。

一方，酸素ラインを流量計に接続中，ほかの用務であわてて離れた際に酸素を流し忘れた事例もあった。加湿器と酸素ラインを接続する際に接続位置を間違えた事例や，食事時にマスクからカニューラに変更したものの酸素を流し忘れた事例などである。

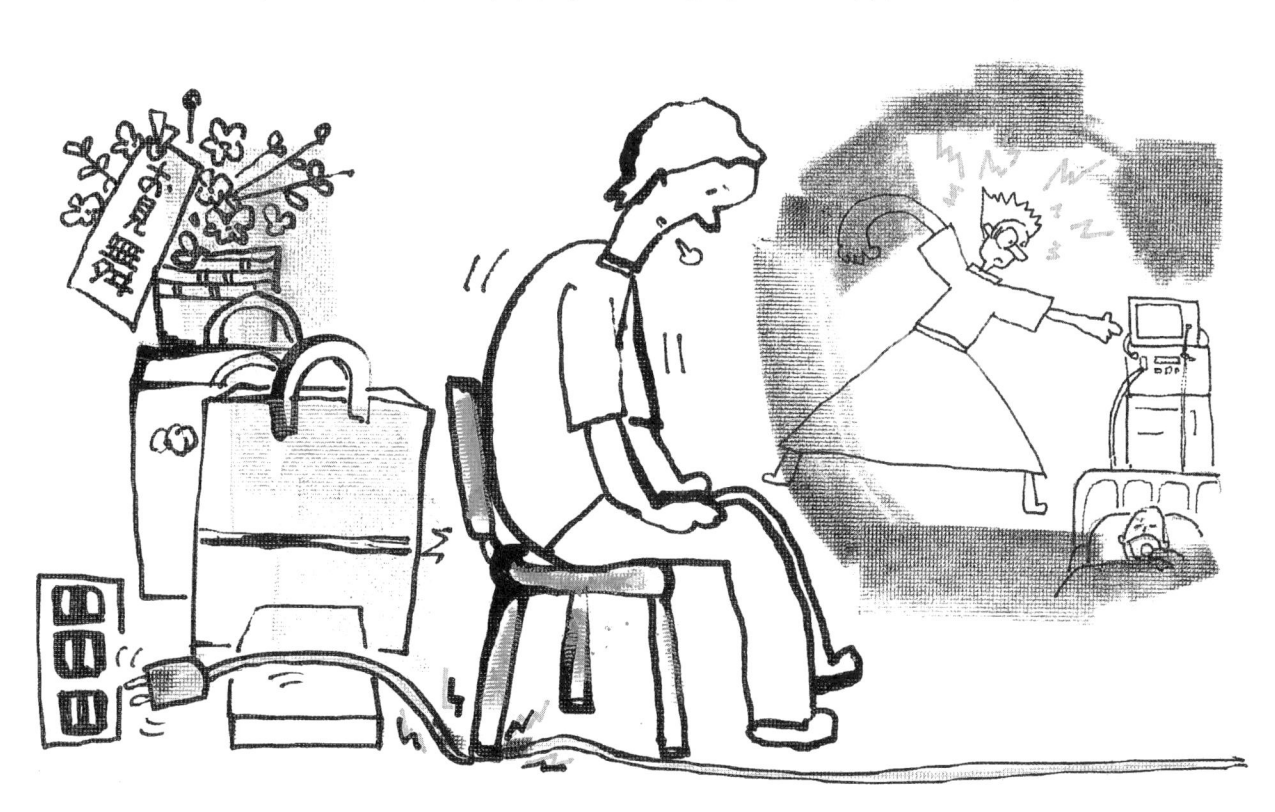

そのほか，酸素マスク，サーモベントが経管栄養などでギャッジアップしたときにはずれた事例もあがっていた。ケアや体位変換の後には必ず酸素ラインをたどって確認することをルール化しなければならない。

■ 加湿器に関するエラー

加湿器関連では，蒸留水補充や交換後に加湿器がしっかりしまっていないために必要流量が流れていなかった事例，加湿器の水量の不足や逆に多すぎて噴出した事例，加湿器の水を補充するときの手際の問題で，酸素を止めて水を入れに行ったところ，その間酸素吸入ができない状態にしてしまったという事例があげられていた。

■ 中央配管に関するエラー

酸素供給圧の低下に関する事例もあった。たとえば，中央配管の液体酸素がタンク接続部より漏れて凍りつき院内全体の酸素供給圧が低下して，人工呼吸器の患者の酸素濃度管理に支障をきたした事例である。

重要なエラーの発生要因と対策

人工呼吸器は，呼吸不全患者の呼吸を補助する機器であるため緊急状況で装着されることも多く，装着前の確認が不十分であったためのエラーも起こりやすい。また，装着後に人為的なエラーのほかに，人工呼吸器を装着しているがゆえの重大な合併症にも注意しておかなければならない。しかし，今回の事例は，肺の圧外傷(気胸など)のような致命的な合併症に関するヒヤリ・ハット体験は報告されておらず，多くは機器操作にからむエラーの事例であった。

● 電源とガス源の確保にも留意

人工呼吸器の安全使用上まず確保すべきは電源とガス源である。電源に関しては，コンセントにプラグを差し込んでいなかったうっかりミスの事例のほか，コードやプラグに周辺のモノが影響して電源を遮断した事例もみられ，電源コードやプラグ挿入部周辺は整理・整頓しておく。プラグ挿入部は死角になりやすいために，視野に入るよう位置を工夫しておかなければならない。

ガス源に関して，中央配管システムにおいてタンク接続部からの漏れでガス供給圧が低下した事例があった。病棟では電源の確保には一定の関心は払っているが，中央配管のガス源にまではなかなか関心が及ばないものである。しかし，ガス源においてもこういった事態が発生しうることも認識しておかなければならない。

● 呼吸回路のリークが起きやすい4つのポイント

設定換気量を維持するためには，呼吸回路にリークがないことが必須である。とくにリークが起きやすい箇所として，①呼気弁周辺，②加温加湿器周辺，③蛇管のピンホール，④気管チューブのカフからの漏れ，の4か所が指摘されている[1]。

今回の事例でも加温加湿器の蓋のしまりが甘くリークが生じていた事例，蛇管に小さな破れがあった事例があがっていた。ディスポーザブルの蛇管を使用後廃棄せず，滅菌・消毒をして再使用するとピンホールが生じたりしやすいといわれている[1]。今回報告された事例では，ディスポーザブルのものかリユーザブルなものかの記載はなかったが，ディスポの再利用にあたっては，とくに装着前にリークの有無のチェックに気をつけておかなければならない。

● 自発呼吸のない患者にとってアラームは生命警報

モニターのアラームがOFFになっており，異常に気づくのが遅れた事例があがっていた。どのモニターが，なぜOFFになっていたのかの記述はなく詳細は不明であるが，きわめて危険な事象である。アラームは気道内圧に関するもの，換気量に関するもの，供給源(ガス，電気)に関するもの，機器の異常に関するものの4つに大別される[2]が，自発呼吸のない患者にとっては，まさに生命警報である。

日常の保守点検と装着前の作動チェックが重要であることはいうまでもない。

● 加湿器の精製水と消毒液の間違いは潜在リスク大

加温加湿器に注入する精製水と間違えて消毒液(エタノール，オスバン，ヘキザックなど)を注入した事例が4例と，同種のエラーとしては多くあがっていた。発生要因も類似した容器や保管場所の問題があげられていた。数年前に同種の重大事故が報道されたことは記憶に新しいが，今回のヒヤリ・ハット事例からこうした事故が発生する潜在リスクは高かったことが改めて示唆された。

このケースに限らず，生体に注入される薬剤とそれ以外の消毒薬など液体の，ナースステーション内での管理のあり方を再検討すべきと思われた。

● 酸素ボンベの残量確認とラインのはずれをチェック

人工呼吸器を使用するほどではない呼吸不全，準呼吸不全患者に酸素吸入を行う場面はきわめて多い。こうした酸素吸入にからむエラー事例として多かったのが，ボ

ンベの残量を確認していなかったことから,移動中やCT待機中に酸素不足になる事例が多かった.また,体動などで酸素ラインの接続部がはずれる事例が多かった.これはチューブ類の管理エラー・トラブルと,本質的要因は同じである.それらの要因を参考にして,確認すべきところを業務の流れに照らしてチェックリスト化し,院内教育でその必要性・意義を理解させておかなければならない.

● 引用文献
1) JAMEI日本医用機器工業会　人工呼吸器安全セミナー小委員会:人工呼吸器安全セミナーテキスト,JAMEI日本医用機器工業会,1999.
2) 藤本泰俊:エビタEVT-1000,豊岡秀訓編:エキスパートナースMOOK 1　決定版人工呼吸器の使い方,p 177,照林社,2000.

● 参考文献
1) Kathren V. Martzt,他　著,塚本玲三訳:チームアプローチによるベンチレーター呼吸管理マニュアル,医学書院,1995.
2) 藤井千穂・向仲真蔵監修:救急ナースのための人工呼吸器マニュアル,メディカ出版,2002.

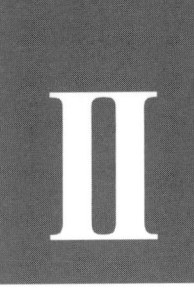

II 療養上の世話におけるヒヤリ・ハット事象発生要因と対策

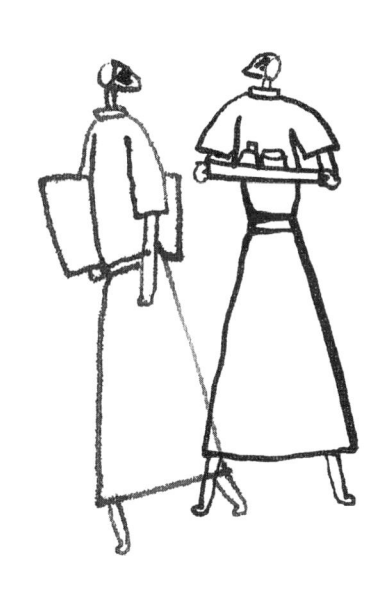

　療養上の世話に関する事例は全体の約3割で,半分が転倒・転落事例であった。
　そのうち,患者要因のウエイトが大きい領域,たとえば,転倒・転落,誤嚥,自殺・自傷,暴力などは,患者疾病群と発生状況で,また,入浴中の事象は患者疾病群と事象の種類からなるマトリックスで要因を整理した。つまり,どのような患者にどのような状況で事象がなぜ起きるのかを表現する形である。
　そのほか,「経管栄養」は業務プロセスで,「経管栄養以外の食事」はエラー内容で,「熱傷・凍傷」は原因の用具ごとに,「盗難」では,類似事例ごとに整理した。

II 療養上の世話におけるヒヤリ・ハット事象発生要因と対策

1 転倒・転落

　転倒・転落事例は，注射事例に次いで多く，約11,000事例の約16％を占めていた。

　注射などの与薬事故は，積極的な医療的介入のなかで主として人間のエラーが原因となって発生する。与薬業務のプロセスやシステムのなかに，エラーを起こしやすくする要因が存在する場合が多い。

　一方，転倒・転落事故の多くは，その主たる発生要因は患者側に存在する。すなわち，易転倒性にかかわる加齢，疾病，障害などが存在し，増幅要因として向精神薬などの服薬や病状の変化がある。こうした患者要因にさらに，行動や環境上の危険要因が複雑にからんで発生するため，決定的な発生防止策を見出すことは困難である。

　しかし，少しでも有効な転倒・転落事故防止策を実施するために，「どのような患者が，何をしようとして，どのような状況で転倒・転落した(しかけた)のか」，という事実をまず整理した(別表：「転倒・転落発生要因マップNo.1～No.4」)。こうした整理をとおして明らかになったこと，そして，それらをもとに実行可能な転倒・転落防止について考察した。

対象事例

　「転倒・転落に関するヒヤリ・ハット事例」のうち，分析可能な1,540事例を発生状況に関する分析対象とした。さらに，それら1,540事例のなかで，同時に患者背景についての何らかの記載(疾病，障害，年齢など)があった1,100事例を，患者背景と発生状況の双方からの分析対象とした。

■ 'near fall' と 'fall'

　転倒・転落のヒヤリ・ハット事例は，転倒・転落しそうになったが，防ぎ得た事例('near fall')や，転倒・転落した('fall')が無傷，ないし軽微な傷害ですんだ事例を体験者が自主的に報告したものである。文献的にみると，英語の「fall(転倒)」は意図せずして，足底以外の身体部分が地面などについた場合をいい，日本語の転落も含む言葉として定義されている。しかし，歩行中の転倒とベッド上からの転落とでは，事故防止対策も異なることから，ここでは日本語のニュアンスを重視し，「転倒・転落」とした。

　また，これは疫学的な調査研究ではなく，自主報告されたヒヤリ・ハット体験情報のなかから，患者要因と行動・環境などの発生状況要因を事故防止の観点から定性的分析を試みたものであり，情報内容に不十分なことが多いことをあらかじめ断わっておきたい。

■ 対象事例のほとんどは急性期病院の事例

　転倒・転落事例は，それらがどのような対象者から集められたかによって当然発生状況に差が出てくる。在宅高齢者を対象にした研究では日中戸外での事例が多いし，老人ホームや長期療養施設では浴室や廊下などでの事例が多く報告されている。本研究対象の転倒・転落のヒヤリ・ハット事例を提供してくれた施設は，300床以上の一般病院213施設，精神病院5施設の計218施設である。一部に精神病院の事例が存在するが，多くは地域における急性期医療を担う施設である。したがって，事例のほとんどは，何らかの身体疾患を有する高齢患者の転倒・転落であり，ベッド周りで発生した事例が多かった。

　ヒヤリ・ハット報告の内容は，発生時の時間帯と，どのような患者がどのような状況で転倒・転落した(しかけた)かについて，自由記載で求めたものである。記載すべき内容を簡条書きで要求するなどの書式の標準化をしていなかったため，報告者によって情報量にばらつきがみられた。

なお，入浴中の転倒事例は，別途「入浴にかかわる事例」としてまとめている（p94）。

事例の整理・分析方法

■ 発生状況への看護師の介入の有無で2タイプに分類

事例を読み進めるうちに，転倒・転落の発生に看護師が介入していないものと，直接的であれ間接的であれ介入しているものの2つのタイプに分類されることがわかった。前者は，「患者が自発的，自力行動（以下，自力行動と略す）のなかで転倒・転落したもの（以下，A群）」である。A群は，看護師がたまたま通りがかって，あるいは他患者の知らせなどで，転倒・転落しそうになっているところを発見することはあるものの，多くは看護師の視野の外で起きる転倒・転落である。

後者の介入のある転倒・転落とは，看護師のケアや観察中・後に発生したもので，看護手順や看護師間の連携など，看護プロセスやシステム上の要因がからんだ転倒・転落である。それらは発生状況から6種類に分類した。「検査台・処置台・診察台・手術台など台への昇降時に転倒，および，台上から転落したもの（B群）」「ベッド柵の上げ忘れ（看護師や付き添い者による）により，乳幼児がベッドから転落，あるいは，乳幼児が柵をよじ登って転落したもの（C群）」「生活行動（車椅子以外）を看護師が介助中に患者が転倒・転落したもの（D群）」「車椅子からベッド，トイレへの移乗を看護師が介助しているなかで転倒・転落したもの（E群）」「看護師が何らかの理由のために，患者を車椅子へ乗車させて待機させていたところ，車椅子から転落，および車椅子ごと転倒したもの（F群）」「看護師が体位変換や清拭中・後にベッドから転落したもの（G群）」である。

そのほか，両タイプ7群の転倒・転落と性格を異にする「疾病によるけいれん，意識消失，衝動的行動によって転倒・転落したもの（H群）」ものもあった。

■ 2タイプ9群の転倒・転落で発生要因を分析

自力行動における転倒・転落（A群）をさらに検討すると，比較的判断力が保たれている患者の行動か否かで2群に分けられた。「判断力が保たれている患者の転倒・転落（A-1群）」と「意識障害や認知機能障害で判断力が低下した患者の転倒・転落（A-2群）」である。

さらにA-1群を，「排泄行動のなかで発生した転倒・転落（A-1-1群）」と，「それ以外の行動における転倒・転落（A-1-2群）」に分けた。人間必須の生理的行動である排泄行動とそのほかの行動では質的に異なる行動であることから，対策を考えるうえでも違いがあるため，両者を分けておくほうがよいと考えたためである。

以上から，転倒・転落事例を発生状況から表1のように整理した。

■ 自力行動における転倒・転落を発生時間帯と患者年齢層で分析

自力行動における転倒・転落（A群）3種類において，発生時間帯別，患者の年齢層別に事例割合を求めた。年齢層は65歳未満，65～74歳の前期高齢者，75歳以上の後期高齢者の3つの年齢層とした。とくに深夜帯に発生しやすい自力の排泄行動（A-1-1群）と判断力が低下した患者の自力行動（A-2群）の2群における転倒・転落については，発生時刻の分布を求めた。

■ 自力行動における転倒・転落3群の発生要因

自力行動における転倒・転落は，患者および発生時の行動・状況の両要因が複雑にからんで発生する。そこで，両要因に関する記載のあった689事例をもとに，患者疾病群と発生時の行動・状況で3群の事例を整理し，「転倒・転落発生要因マップNo.1～No.3」を作成した。

表1　急性期病院における転倒・転落の3タイプ10種

Ⅰ）看護師の介入がからまない行動における転倒・転落
　A．患者の自発的かつ自力行動における転倒・転落
　　A-1）判断力が保たれている患者の自力行動における転倒・転落
　　　A-1-1）排泄行動における転倒・転落
　　　A-1-2）排泄以外の行動における転倒・転落
　　A-2）判断力が低下した患者の自力行動における転倒・転落
Ⅱ）看護者の介入がからむ転倒・転落
　B．検査・処置・診察・手術台関連の転倒・転落
　C．乳幼児のベッドからの転落
　D．患者を介助中（車椅子以外）の転倒・転落
　E．車椅子とベッド，トイレ間の移乗介助中の転倒・転落
　F．車椅子乗車待機中の転倒
　G．体位変換，清拭時・後の転落
Ⅲ）その他
　H．疾病特性による転倒・転落

（注）ただし，入浴にからむ転倒・転落事例を除いている。

II 療養上の世話におけるヒヤリ・ハット事象発生要因と対策

● 発生時の行動・状況と疾病群によるマトリックスで事例整理

このマップでは、横枠に易転倒性に関連する疾病群として、「1.認知症および認知機能障害をきたす疾患」「2.中枢神経・筋疾患」「3.骨・関節疾患」「4.感覚・末梢知覚障害」「5.がん」「6.そのほかの身体疾患」「7.精神疾患」の7つのグループと病名不詳をとり、縦枠に発生時の行動や状況をいくつかのサブグループに分け、両者からなるマトリックスを想定し、整理・分析の枠組み(表2)とした。マトリックスのなかに、1つの事例を1つのかっこ内に、患者背景に関する情報を自由記載から抽出し表した。例をあげると、(70代,脳梗塞,片マヒ,言語障害,眠剤服用)などである。どのような背景をもった患者が、どのような行動や状況で転倒・転落したのかを知り、転倒・転落の発生リスクを患者、および行動・状況の両側面からとらえようとしたものである。

● 3群それぞれの特性を活かした発生時の行動・状況の設定

横枠の疾病群の分け方は、A群の3種類の転倒・転落事例で同じものとした。縦枠の発生時の行動・状況に関しては、各群で差があることが事例から明らかになった。そのことから、それぞれ異なる設定とした。たとえば、比較的判断力が保たれている患者の自力排泄行動における転倒・転落(A-1-1群)の事例では、排泄行動を5つの行程に分けて、各事例がどの行程で発生したかを検討した。5つの行程とは、①臥床している状態から起き、端座位になって、ベッドより下りようとするところまで、②ベッドサイドに立つところまで、③トイレ(ポータブルトイレや病室・病棟内のトイレ)に移動するところまで、④便座に座り、排泄し、後始末をし、再び立ち上がるところまで、そして最後に、⑤ベッドに移動しベッドに上るまで、の5行程である。単に排泄行動と大まかに捉えず、このように排泄行動を行程という要素に分けて、発生状況を整理することは、患者の行動をより安全にサポートするために、療養環境をどのように整備すればよいかについて、具体的な示唆を与えてくれる。

排泄以外の自力行動における転倒・転落(A-1-2群)の事例では、種々の意図的行動における転倒・転落事例をまとめたものである。そこで、それぞれの具体的行動を整理する形にした。

判断力が低下した患者の自力行動における転倒・転落(A-2群)の事例では、ベッド周りで発生した事例とそのほかの場所に分け、前者をベッド柵との関連で整理した。これは事例を検討していくなかで、ベッド柵を乗り越えて転落した事例やベッド柵間からすり抜けて転落した事例が、きわめて多かったからである。看護現場では、ベッドからの転落を防ぐ対策として、4点のベッド柵や長い柵を設置することはよく行われているが、これがかえって危険性を増強させる患者が存在することはすでに指摘されていた。そこで、それがどういう患者であるかを事実から明らかにすることは、ベッド柵の適用を考えるうえで参考になると考えたためである。

この3群それぞれで作成されたマップを通じて明らかになった発生要因から、実現可能な対策について検討した。

■ 看護者の介入がからむ転倒・転落

B～G群の6種の転倒・転落では、A群に比べて転倒・転落の発生に看護手順や看護師間の連携など、看護プロセスやシステム上の要因がより関与していることから、発生状況要因のみで整理した。さらに、それぞれの要因が関与した事例数を、「内服与薬エラー発生要因マップ」と同様、半定量的に表現することにした。「☆☆☆☆」は10例以上、「☆☆☆」は5～9例、「☆☆」は3～4例、「☆」は1～2例を表わしている。

A群と「B～G群」で事例の整理手法を変えたのは、看護師の介入がからまないA群の転倒・転落は、常に患者要因と発生時の行動・状況という両軸でみることが、リスクの評価、および、対策の立案上有用と思われたからである。(なお、ここで看護者としたのは、乳幼児のベッドからの転落に母親などがからむ場合があるからである。)

A～H群の事例数割合

対象事例のうち、A～H群の事例数と割合を表3に示した。前述したようにヒヤリ・ハット事例には転倒・転落しそうになった事例('near fall')と転倒・転落した事例('fall')が混在するため、表3では両者を分けて整理した。

'fall'事例に限定すると、A-1-1群の事例割合は28%、A-1-2群は17%、両者合計で44%であった。一方、A-2群は27%で、A群全体で72%を占めていた。一方、B～G群は、それぞれ4～6%の範囲にあり、合計で23%であった。ちなみに、A群は看護師の視野の

表2 事例の整理・分析のためのマトリックス

A-1-1群：判断力が保たれている患者の自力の排泄行動における転倒・転落

	1. 認知症および認知機能障害をきたす疾患	2. 中枢神経・筋疾患	3. 骨・関節疾患	4. 感覚・末梢知覚障害	5. がん	6. その他の身体疾患	7. 精神疾患	8. 病名不詳
1. 臥位より起きベッドより下りる								
2. ベッドサイドに立つ								
3. トイレに移動する								
4. 便座に座る～排泄～立ち上がる								
5. ベッド（病室）に移動し，ベッドに上る								
6. その他								

A-1-2群：判断力が保たれている患者の排泄以外の自力行動における転倒・転落

	1. 認知症および認知機能障害をきたす疾患	2. 中枢神経・筋疾患	3. 骨・関節疾患	4. 感覚・末梢知覚障害	5. がん	6. その他の身体疾患	7. 精神疾患	8. 病名不詳
1. 廊下や病室内歩行中の転倒								
2. 階段，エスカレーター昇降時の転倒・転落								
3. 椅子関連の転倒								
4. ベッド関連の転倒・転落								
5. ものを取ろうとして転落								
6. その他								

A-2群：判断力が低下した患者の自力行動における転倒・転落

	1. 認知症および認知機能障害をきたす疾患	2. 中枢神経・筋疾患	3. 骨・関節疾患	4. 感覚・末梢知覚障害	5. がん	6. その他の身体疾患	7. 精神疾患	8. 病名不詳
1. ベッドサイドでの転倒・転落								
1）ベッド柵，抑制関連								
①ベッド柵を乗り越えて転落								
②ベッド柵と柵の間から転落								
③ベッド柵をはずして転落								
④抑制帯をくぐり抜けて転落								
⑤乗り越えを懸念しベッド柵の一部をはずしていたところから転落								
⑥ベッド柵が患者の体動ではずれて転落								
2）ベッド柵関連以外								
①ベッドから起き上がる際に転落								
②ベッド上端座位から転落								
③ベッドサイドで立位になった時に転倒								
④苦痛による体動でベッドから転落								
⑤不詳：ベッドサイドに転落・転倒しているのを発見								
2. ベッドサイド以外での転倒								
①徘徊中の転倒								
②その他								

II 療養上の世話におけるヒヤリ・ハット事象発生要因と対策

表3 本研究の対象となった転倒・転落のヒヤリ・ハット事例のうちわけ

	転倒・転落しそうになった事例(near fall)	転倒・転落した事例(fall)	計	各群でのfallの割合(%)	各群の事例数/総事例数(%)	各群のfall/総fall数(%)
I) 看護師の介入がからまない行動における転倒・転落						
A. 患者の自力行動における転倒・転落	214	769	983	78	64	72
A-1) 判断力が保たれている患者の自力行動における転倒・転落	99	475	574	83	37	44
A-1-1) 排泄行動における転倒・転落	50	298	348	86	23	28
A-1-2) 排泄以外の行動における転倒・転落	49	177	226	78	15	17
A-2) 判断力が低下した患者の自力行動における転倒・転落	115	294	409	72	27	27
II) 看護者の介入がからむ転倒・転落	233	250	483	52	31	23
B. 検査・処置・診察・手術台関連の転倒・転落	33	38	71	54	5	4
C. 乳幼児のベッドからの転落	74	54	128	42	8	5
D. 患者を介助中(車椅子以外)の転倒・転落	29	60	89	67	6	6
E. 車椅子とベッド,トイレ間の移乗介助中の転倒・転落	59	39	98	40	6	4
F. 車椅子乗車待機中の転倒	30	48	78	62	5	4
G. 体位変換,清拭時・後の転落	8	11	19	58	1	1
III) その他						
H. 疾病特性による転倒・転落	5	18	23	78	1	2
上記分類以外	17	34	51	67	3	3
総計	469	1,071	1,540	70	100	100

(注)入浴に関連した転倒事例は,別途「入浴に関する事例」として整理した。

外で発生することが多いため,報告事例の78%が'fall'事例であるのに対し,看護師の介入がからむB~G群は,当然看護師の眼前で発生しやすいことから,報告事例の52%が'fall'事例で,未然に防止し得た事例が約半数を占めていた。

急性期病院における転倒・転落の発生構造

対象事例における転倒・転落の発生状況から,急性期の医療を担う病院(以下,急性期病院と略す)の転倒・転落の発生構造を図1に表した。看護師の介入がない自力行動における転倒・転落が全体の約3/4を占め,看護師のケアや観察という,直接的・間接的な介入がからむ転倒・転落が残り約1/4を占めていた。前者における転倒・転落は,その4割を占める排泄行動における転倒・転落と,2割を占める排泄以外の行動における転倒・転落(両群あわせて判断力が保たれている患者の自力行動における転倒・転落),そして,残り4割を占める判断力が低下した患者の自力行動における転倒・転落からなる。

図1 急性期病院の転倒・転落の発生構造

A:看護師の介入がからまない行動における転倒・転落	判断力が保たれている患者の自力行動	A-1-1:排泄行動における転倒・転落
		A-1-2:排泄以外の行動における転倒・転落
	A-2:判断力が低下した患者の自力行動における転倒・転落	
B-G:看護者の介入がからむ転倒・転落	検査・手術台・診察台 移乗介助・生活介助 小児のベッド柵がらみ 車椅子待機中,その他	

排泄行動とそれ以外に分ける理由

判断力が保たれている患者の自力行動における転倒・転落を,排泄行動とそれ以外にあえて分ける意義は,排泄行動がほかの意図的行動よりも,行動そのもののリス

クが高いからである。その理由は3点ある。1つは、排泄行動はベッド上での排泄を余儀なくされるある時期を除けば、重症の患者であってもとらなければならない必須の生理的行動だからである。その症状が重いほどリスクが高い。2つ目は、生理的切迫感を伴い夜間でも行動しなければならない、つまり、不利な条件下での行動であるということ。そして3つ目は、排泄行動が人間の自尊心と深くかかわり、誰しも「排泄だけは自力で行いたい」と望む行動であり、自らの「できる行動」と「したい行動」に乖離が生じやすく、それだけ行動の危険性も高いということである。

したがって、排泄行動における転倒・転落は患者心理ともからむ問題で、防止策を検討する際に、ほかの行動におけるそれと同列にはならないと考えた。

以上、急性期病院の転倒・転落の発生構造を4群とし、各群の事例の発生要因を4種類のマップに整理し、分析と対策検討の資料とした。

自力行動における転倒・転落の発生時間帯別、年齢層別の事例割合

■ 自力行動における転倒・転落は深夜帯の高齢患者問題

自力行動における転倒・転落は、病院の転倒・転落事例の約3/4を占め、その3/4が看護師の視野の外で発生する。それを防ぐことは、高齢患者割合が増加した今日の看護現場で深刻な課題であり、看護・介護をする人的資源ともかかわるきわめて現実的な難題でもある。

そこで、これらA-1-1群、A-1-2群、A-2群のうち、年齢の記載があった事例について、発生時間帯別に患者の年齢層別割合をみると、自力排泄行動における事例(A-1-1群)では、約8割が65歳以上の高齢者で、さらにその7割が75歳以上の後期高齢者であった。また、時間帯別では、約6割が深夜帯に発生し、その約6割が75歳以上の後期高齢者であった。同様に、認知症・せん妄・不穏患者など判断力の低下した患者の自力行動における事例(A-2群)でも、自力排泄行動における事例とほぼ同様な発生時間帯別、年齢層別割合を示した。一方、排泄以外の自力行動における事例(A-1-2群)は日勤帯と深夜帯で発生割合に差がなく、高齢者・非高齢者別でも発生割合に差がみられなかった(表4)。

次に、深夜帯での発生が全事例の半数以上を占めたA-1-1群とA-2群の両群の事例のなかで、発生時刻の記載があったそれぞれ300事例と312事例を、'fall'と'near fall'事例に分けて発生時刻の分布を求めた(図2, 3)。両群とも消灯頃から増加し始め、23時と2時にとくに多く発生しているが、深夜から早朝までまんべんなく多発していた。つまり、自力行動における転倒・転落は、夜間の高齢患者問題であると言い換えてもよいくら

表4 自力行動での転倒・転落における発生時間からみた年齢層別患者割合(年齢が明らかな622事例のみで検討)

	時間帯	65歳未満(%)	65～74歳(%)	75歳以上(%)	計(%)
A-1-1:排泄行動における転倒・転落	日勤帯	4.5(4.2)	4.0(3.8)	6.9(7.0)	15.4(15.0)
	準夜帯	5.3(5.2)	4.9(5.2)	10.5(9.4)	20.6(19.8)
	深夜帯	8.9(9.4)	13.0(12.8)	36.0(37.7)	57.9(59.9)
	記載なし	0.8(1.0)	2.8(1.8)	2.4(2.4)	6.1(5.2)
計		19.4(19.8)	24.7(23.6)	55.9(56.5)	100.0(100.0)
A-1-2:排泄以外の行動における転倒・転落	日勤帯	13.1(13.3)	8.8(8.8)	16.1(15.0)	38.0(37.1)
	準夜帯	5.1(4.4)	6.6(7.1)	8.0(7.1)	19.7(18.5)
	深夜帯	16.1(17.7)	6.6(7.1)	13.1(14.1)	35.8(38.9)
	記載なし	3.6(2.7)	1.5(1.7)	1.5(0.9)	6.6(5.3)
計		38.0(38.1)	23.4(24.6)	38.7(37.1)	100.0(100.0)
A-2:判断力が低下した患者の自力行動における転倒・転落	日勤帯	2.5(2.3)	5.0(4.3)	9.2(5.9)	16.8(12.5)
	準夜帯	4.6(5.5)	5.5(5.9)	13.0(15.3)	23.1(26.7)
	深夜帯	9.7(10.9)	13.0(14.8)	29.0(28.5)	51.7(54.2)
	記載なし	1.7(1.6)	2.5(1.6)	4.2(3.2)	8.4(6.4)
計		18.5(20.3)	26.1(26.7)	55.5(52.9)	100.0(100.0)

*( )内は「fall」に限定した事例の割合

II 療養上の世話におけるヒヤリ・ハット事象発生要因と対策

図2 自力排泄行動における転倒・転落（A-1-1群）発生時刻
～時刻の記載があった300事例～

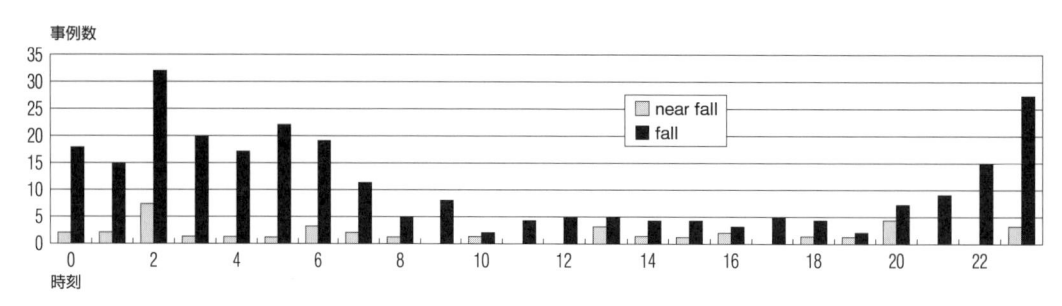

図3 判断力が低下した患者の自力行動における転倒・転落（A-2群）発生時刻
～時刻の記載があった312事例～

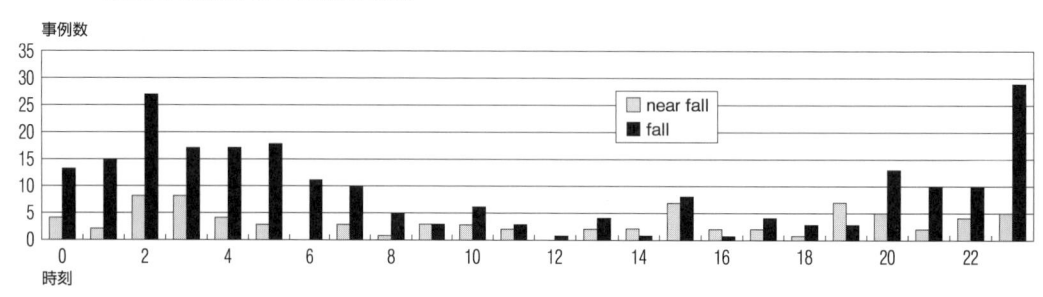

表5 患者の自力行動における転倒・転落（A群）の3種における疾病群別割合

	1. 認知症および認知機能障害をきたす疾患	2. 中枢神経疾患・筋疾患	3. 骨・関節疾患	4. 感覚・末梢知覚障害	5. がん	6. その他の身体疾患	7. 精神疾患	8. 病名不詳	計(%)
A-1-1：排泄行動における転倒・転落	5	16	7	5	17	25	3	23	100
A-1-2：排泄以外の行動における転倒・転落	2	19	16	11	4	19	6	24	100
A-2：判断力が低下した患者の行動における転倒・転落	21	17	7	1	15	17	5	17	100

いで，高齢者を介助する人的資源と切り離しては考えられない問題と思われた。

自力行動における転倒・転落の発生要因と対策

■ 自力行動における転倒・転落における患者疾病群別事例数割合

「転倒・転落発生要因マップNo.1～No.3」から，判断力が保たれている患者の自力排泄行動における転倒・転落（A-1-1群）と排泄以外の自力行動における転倒・転落（A-1-2群）の事例で，患者の疾病群の割合を比較すると，前者が，がんやそのほかの身体疾患，つまり内臓疾患の割合が高く，病名の明らかな事例の約半数であったのに対し，後者では，骨・関節疾患，感覚疾患が前者よりも高く，がんが少なかった。

一方，判断力が低下した患者の自力行動における転倒・転落（A-2群）では，認知症および認知機能障害をきたす疾患の割合が最も高く，また中枢神経疾患やがん，そのほかの身体疾患も同様に高い割合を示した（表5）。

そこで，3群それぞれの転倒・転落発生要因マップから，患者疾病群と発生時の行動・状況について明らかになったことを述べ，可能な対策について考察する。

■ 自力排泄行動における転倒・転落(表6, 7)

● がん患者の半数以上はターミナルステージ

患者の疾病群としては，がん，そのほかの身体疾患，中枢神経系疾患(とくに脳血管障害)が多かった。がん患者の事例では，その半数以上がターミナルステージで麻薬，鎮静剤などを投与されている患者であった。脳転移や化学療法中・後の患者もあがっていた。

そのほかの身体疾患としては，虚血性心疾患，心不全など急性循環器疾患，慢性呼吸不全などの重症疾患も多く，また高齢者の肺炎など発熱性の疾患もみられた。疾患名にかかわらず眠剤服用者が相当数みられた。また，疾患ではないが，分娩後の事例も5例ほどあがっていた。

● 排泄行動の往路に多く，疾病群で発生の行程に差

発生時の排泄行動の行程からみると'往路'に多く，患者の疾病群で発生しやすい行程に差があった。たとえば，脳血管障害の患者では，柵の乗り越えによる転落，臥位から起き上がるところでバランスがとれずに転落，トイレ移動中に転倒した事例など，発生行程は分散していた。一方，がん，そのほかの内臓疾患では，トイレに移動する行程で転倒した事例が圧倒的に多かった。

● 25％がポータブルトイレ使用者

ハードウェア，環境関連では，事例の25％がポータブルトイレを使用していた。ポータブルへの移乗時に転倒した事例や，ポータブルトイレの蓋にもたれ，蓋ごと転倒した事例，便座から立ち上がるときのふらつき事例などがあがっていた。

また，携行する点滴台が関連して発生する事例もみられた。病室入り口のわずかな段差に点滴台がつまずき転倒した事例，キャスターが先行し追随できず転倒した事例，点滴台の脚につまずいた事例，支えとした点滴台が倒れて転倒した事例などがあがっていた。そのほか，ベッドサイドのスツール，ポータブルトイレ，オーバーテーブルの足，モニターのコードなどでつまずいた事例も多数あがっていた。また，かかとの高い履物，うまく履けないスリッパ，滑りやすいスリッパ，ソックスなどが原因となった事例も数例みられた。

● 転倒・転落防止は排泄行動のリスクへの対応から

この群の転倒・転落の防止対策としては，まず，排泄行動そのもののもつリスクへの対応として，夜間の排泄行動にかかる患者個々の行動レベルを見直し，昼間よりランクを下げて想定し，ポータブル，尿器などを設置する。

この群の深夜帯発生事例の6割が75歳以上の後期高齢者である。尿意で深夜覚醒した高齢患者は，いわば失見当状態のうえに下肢筋力も低下していると考えれば，昼間の排泄行動能力とは一致しないと思ったほうがよい。しかし，先述したように排泄行動は自尊心にかかわる行動である。また，たとえ夜間であっても自力で'通常'の方法で排泄することが回復への希望や闘病のシンボルとなっている場合もある。とくに知的レベルの高い患者や若い患者，闘病意欲の高い患者ではそう思うものである。看護側の考える「望ましい行動」と患者の「したい行動」との間には相当な乖離があることも予想される。

したがって，こうした患者心理に共感したうえで，あえて安全行動として排泄行動のレベルを下とす必然性をわかってもらわなければならない。単にポータブルトイ

表6 自力の排泄行動における転倒・転落(A-1-1群)──排泄行動の5行程からみた患者の疾病群別事例数と割合

	1. 認知症および認知機能障害をきたす疾患		2. 中枢神経・筋疾患		3. 骨・関節疾患		4. 感覚・末梢知覚障害		5. がん		6. その他の身体疾患		7. 精神疾患		8. 病名不詳		合計	
	事例数	%	事例数	%	事例数	%	事例数	%	事例数	%	事例数	%	事例数	%	事例数	%	事例数	%
1. 臥位より起きベッドより下りる	4	2	13	6	4	2	2	1	5	2	6	3			8	3	42	18
2. ベッドサイドに立つ	1	0	4	2	1	0	2	1	2	1	9	4	1	0	3	1	23	10
3. トイレに移動する	5	2	17	7	10	4	5	2	25	11	35	15	7	3	33	14	137	58
4. 便座に座る〜排泄〜立ち上がる	1	0	2	1	1	0	1	0	5	2	4	2			6	3	20	8
5. ベッド(病室)に移動し，ベッドに上る							2	1	2	1	4	2			3	1	11	5
6. その他	1	0	1	0											1	0	3	1
計	12	5%	37	16%	16	7%	12	5%	39	17%	58	25%	8	3%	54	23%	236	100%

表7 自力の排泄行動における転倒・転落 ── 排泄行動の5行程からみた具体的な発生状況・要因

1. 臥位より起きベッドより下りる	**4）履物関連**
1）身体関連	①履物の不具合で転倒（高いかかとの履物，うまく履けないスリッパ，滑りやすいスリッパなど）
①ベッドから起き上がろうとして転落	**5）点滴台**
②ベッドからずり落ち	①点滴台が障害になって転倒（キャスターが先に進み脚が追随できず。転倒台につまずく）
2）ベッド柵関連	**6）その他**
①ベッド柵を乗り越えて転落	①しびんをもって歩行器歩行しようとしたところ転倒
②ベッド柵の間をすり抜けて転落	②浴衣が柵にひっかかって転倒
③ベッド柵に足をひっかけて，柵間に足がつかえて転落	③吐物，失禁した便・尿で滑って転倒
④ベッド柵を下ろして転落	④その他
2. ベッドサイドに立つ	**4. 便座に座る〜排泄〜立ち上がる**
1）身体関連	1）身体関連
①下肢に力が入らず転倒	①便座に座り，排泄，終了後立ち上がるまでにふらつき，意識消失などで転倒
②立ちくらみ，ふらつき，めまいで転倒	2）ポータブルトイレ関連
3. トイレに移動する	①ポータブルトイレに座り損ねて転倒
1）身体関連	②ポータブルトイレの蓋にもたれ，蓋ごと転倒
①ポータブルトイレに移動中の転倒（転倒時の詳細不明）	3）その他
②部屋，病棟内のトイレに移動中の転倒（転倒時の詳細不明）	①ちり紙に手が届かず，転倒
③移動中の立ちくらみ，めまい，気分不良，意識消失，血圧低下で転倒（起立性低血圧などの身体症状の記載があったもの）	**5. ベッド（病室）に向かって移動し，ベッドに上る**
2）ベッドサイドの環境関連	1）身体関連
①ベッドサイドのモノにつまずいて転倒（ポータブルトイレ，スツール，ボンボンベッド，オーバーテーブルの足，モニターのコード，衣装ケース）	①病棟内トイレ，ポータブルトイレからベッドに戻る際バランスを崩して転倒
②移動の際につかまったものが動き転倒（衣類ケース，ベッド柵，手すり，点滴台）	2）その他
3）床関連	①点滴台が倒れ転倒
①足が滑って転倒	**6. その他**
②濡れた床で転倒	①尿器に排尿しようとして転倒
③病室の入り口で点滴台が床の段差につまずき転倒	②尿器をベッド柵へ立てようとするがとどかず転倒

レを使ってくださいという指導ですませられるものではなく，闘病中の人間の心理とかかわる深い問題をはらんでいることを認識しておかなければならない。

夜間の排尿パターンがある程度推し測かることが可能な患者の場合は，本人の理解と納得が得られれば，前もって介助下で計画的に排尿してもらうことは有用である。

● **環境・ハードウェア対策**

上記で述べたように，排泄行動であるがゆえに自力行動にこだわるわけである。また深夜尿意で覚醒した高齢患者は，やや失見当状態のまま切迫して動き出す。つまり，患者はナースコールを押さないし，押せないと想定したほうがよい。したがって，環境・ハードウェアへの対策としては，患者が自ら動き始めるという前提で，ベッド周りの整備（移乗バーなど，つかまるものの適正配置と障害物の除去，ベッド周りの「モノ」が夜間でもみえやすいような工夫）をすることがより現実的である。患者の排泄行動の行程をベッドからの起き上がりからシミュレーションし，行動を少しでもサポートするための患者個々にあったベッド周辺の環境整備が必要と思われた。とくに，移乗しやすいポータブルトイレ（持ち手と便器の下に足を踏み込めるスペースがあるもの）を選択しておくことはきわめて重要と思われた。そのほか，床の材質と患者にあった滑りにくい履物や，滑り止めのついたソックスなどを勧めることも事故防止に役立つ。

● **点滴台の携行を想定した不具合の改善**

点滴を携行する患者は，がんなどの重症内臓疾患の患者が多いことから，IVHを実施している患者も多いは

ずである。そのため，床のわずかな段差など，ベッド周辺の不具合がないかチェックすることも必要である。また，キャスターが先に進み追随できず転倒した事例，点滴台の脚につまずいた事例，点滴台が倒れて転倒した事例などもあがっていた。筋力が低下した患者が点滴台を携行していく際には，ときに点滴台が支柱としての役割をもつことがある。したがって，移動しやすさと同時に安定性のよい点滴台であることが必要である。

● **眠剤投与の適用や量について慎重な検討**

眠剤の投与については，転倒リスクとの関連で，その適用や量に関する細かな配慮も必要である。

■ 排泄以外の自力行動における転倒・転落
（表8，9）

● **排泄行動に比べて少ない重症内臓疾患患者**

患者としては，脳血管障害・骨関節疾患などの運動機能にかかわる疾病をもつ患者が多かった。全盲や白内障など視力障害の患者が1割を占めていた。排泄行動における転倒・転落の患者のような重症内臓疾患の患者は少なく，ほとんどが意図的な行動をとることができる身体能力をもつ患者であるともいえる。

● **6割が廊下・室内歩行中の転倒**

発生時の行動に関しては，廊下・室内歩行中の転倒が最も多く約6割を占めていた。環境やハードウェアに関しては，廊下や室内歩行で床の水，ワックスで足を滑らせた事例，段差や障害物でつまずいた事例が多かった。要歩行介助の患者が車椅子まで独歩した際に転倒した事例，歩行補助機器使用者で機器とのバランスがうまくと

れずに転倒した事例もあった。

● **ものを取ろうとして転落，ハードウェア関連の転倒**

床に落ちたものや床頭台の上の日常物品を取ろうとして転落した事例も多くあがっていた。また，白内障などで術後に片眼視になったことによる遠近感の消失で階段から転落した事例，ベッドに座るときにベッドが動いたり，マットレスがはみ出ていたために転倒した事例，背もたれのない椅子に座ろうとして，あるいは座っていた椅子から転落した事例などがあがっていた。そのほか，履物による滑り，身体よりも大きな病衣の裾を踏んで転倒した事例，ベッド上に上がって棚のものを取り出そうとして転落した事例もみられた。

この群の転倒・転落の防止としては，環境・ハードウェアの整備が重要と思われた。たとえば，廊下の整頓と水濡れ防止などの管理，段差の解消，段差や障害物へのマーキング，取りやすいように床灯台の位置や日常物品の配置に注意する。また，ベッド関連の整備としては，マットの適正位置と確実なストッパーが重要である。そのほか，滑りにくい履物，身体にあった動きやすい衣類，安定性のよい椅子，患者の体格にあわせて調整した歩行補助機器も重要と思われた。この群には，典型的な危険行動をとった際の転倒・転落の事例が多いこと，かつ，理解可能な患者も多いことから，その防止に教育の効果が期待できる転倒・転落で，重要な事例を冊子にして患者に提供しておくことも有用である。

表8 排泄以外の自力行動における転倒・転落 ── 行動内容からみた患者の疾病群別事例数と割合

	1. 認知症および認知機能障害をきたす疾患		2. 中枢神経・筋疾患		3. 骨・関節疾患		4. 感覚・末梢知覚障害		5. がん		6. その他の身体疾患		7. 精神疾患		8. 病名不詳		合計	
	事例数	%	事例数	%	事例数	%	事例数	%	事例数	%	事例数	%	事例数	%	事例数	%	事例数	%
1. 廊下や病室内歩行中の転倒	2	2	15	12	15	12	5	4	3	2	15	12	6	5	17	14	78	64
2. 階段，エスカレーター昇降時の転倒・転落							2	2									2	2
3. 椅子関連の転倒			1	1							1	1			1	1	3	2
4. ベッド関連の転倒・転落			3	2	5	4	3	2			3	2			9	7	23	19
5. ものを取ろうとして転落			2	2			2	2	1	1	4	3			1	1	10	8
6. その他			2	2			1	1	1	1			1	1	1	1	6	5
計	2	2%	23	19%	20	16%	13	11%	5	4%	23	19%	7	6%	29	24%	122	100%

II 療養上の世話におけるヒヤリ・ハット事象発生要因と対策

表9 排泄以外の自力行動における転倒・転落 ── 行動内容からみた具体的な発生状況・要因

1. 廊下や病室内歩行中の転倒
①こぼれていた水，清掃のための床の濡れやワックスで滑って転倒
②障害物（掃除機のホースやベッドのレバー）にぶつかって転倒
③滑りやすい底のスリッパ，つまずきやすいスリッパ，脱げやすいサンダルで転倒
④身体に合わない大きなサイズの病衣の裾を踏んで転倒
⑤歩行介助器具での歩行中に転倒
・器具とのバランスが取れず転倒
・松葉杖での歩行時，松葉杖がベッドの脚にあたり転倒
⑥歩行介助の必要な患者が，わずかな距離だからと車椅子のところまで自力移動しようとして転倒
⑦廊下で他患者とぶつかって転倒
⑧その他の歩行中の転倒
2. 階段，エスカレーター昇降時の転倒・転落
①遠近感をつかめず転倒・転落
3. 椅子関連の転倒
①座ろうとしてふらつき転倒
②背もたれがあると思ってよりかかって転倒
③座位を維持できず，あるいは，入眠して転倒

4. ベッド関連の転倒・転落
①寝返りで転落
②ベッドに座ろうとして転倒
・ベッドが固定されていなかったため動いて転倒
・マットがベッドより大きく，張り出していて転倒
③ベッドサイドに服薬のための水を求めて立とうとして転倒
④ベッドから下りようとして転倒・転落
・倒してあった柵に足をのせてすべり転倒
・スリッパをうまく履けず転倒
・自宅の畳と勘違いして転倒
⑤ベッドから起き上がろうとしてバランスを崩し転落
⑥ベッド上で毛布をかけようとして転落
⑦自力で体位変換しようとして転落
5. ものを取ろうとして転落
①床に落ちたものを拾おうとして転落（イヤホン，テッシュペーパー，毛布，タオルなど）
②床頭台やベッドサイドのものを取ろうとして転落（タオル，ナースコール，車椅子の引き寄せ）
③棚のものを取ろうとベッド上に立ち転落
6. その他
①カーテンを閉めようとして転落
②更衣をしようとして転倒
③靴を履こうとして転倒
④体重計にのろうとして転倒

■ 判断力が低下した患者の自力行動における転倒・転落（表10）

判断力が低下した患者の自力行動における転倒・転落とは，せん妄のような意識障害，認知症のような認知機能障害患者が看護師からみて合理的な目的があるのかどうかわからない行動で転倒・転落した事例をいう。事例の約3割を占める看護現場にとって最も深刻な転倒・転落である。

● **重症身体疾患や術後の不穏・せん妄患者が半数**

患者としては，単一疾患としては，認知症患者が1/4を占めて最も多いが，せん妄・不穏を合併した高齢者の術後や身体疾患（急性重症心疾患，代謝性・呼吸性脳症，腎不全で透析中，ターミナル期の苦痛の強いがんなど）の患者が1/2以上を占めていた。認知症以外の疾病群の事例では，約50〜70％に認知・判断・行動上の異常を示す病態（認知症・不穏・せん妄・異常行動・失見当識など）の合併に関する記載があった。

● **8割はベッド周りで発生，ベッドからの転落に注意**

発生時の行動・状況としては，8割以上がベッド周りで発生しており，そのほとんどがベッドからの転落で，ベッド柵の乗り越えがきわめて多く，全事例の3割を占めていた。そのほか，ベッド柵の間からくぐり抜けたり，ベッド柵をはずして転落するがそれぞれ1割を占めていた。つまり，本群の事例の半数がベッド柵を設置していながら転落した事例であった。病名の明確な事例に限定すると，ベッド柵を乗り越え転落した事例では認知症患者が1/3を占めていたが，がんとそのほかの身体疾患も同様に1/3を占め，生命にかかわるラインやドレーンなどが装着・挿入されている患者にも多発していることがわかった。

● **ベッドから降りようとする危険行動の早期察知**

この群の転倒・転落の防止としては，せん妄・不穏を引き起こす身体疾患や病態に対する治療が可能なら積極的に取り組むことはいうまでもない。この群の患者においては，「ベッドより下りる」という危険行動の予測は困

1 転倒・転落

表10 判断力が低下した患者の自力行動における転倒・転落 —— 発生状況からみた患者の疾病群別事例数と割合

	1. 認知症および認知機能障害をきたす疾患		2. 中枢神経・筋疾患		3. 骨・関節疾患		4. 感覚・末梢知覚障害		5. がん		6. その他の身体疾患		7. 精神疾患		8. 病名不詳		合計	
1. ベッドサイドでの転倒・転落 **1）ベッド柵, 抑制関連**	事例数	%	事例数	%	事例数	%	事例数	%	事例数	%	事例数	%	事例数	%	事例数	%	事例数	%
①ベッド柵を乗り越えて転落	23	7	17	5	4	1			13	4	13	4	2	1	17	5	89	27
②ベッド柵と柵の間から転落	4	1	4	1	7	2			5	2	7	2	3	1	6	2	36	11
③ベッド柵をはずして転落	9	3	7	2	2	1			4	1	6	2	3	1	4	1	35	11
④抑制帯をくぐり抜けて転落	3	1	4	1	4	1			1	0	4	1			7	2	23	7
⑤乗り越えを懸念しベッド柵の一部をはずしていたところから転落	5	2	1	0	1	0	1	0	3	1	3	1	1	0	2	1	17	5
⑥ベッド柵が患者の体動ではずれて転落			2	1											1	0	3	1
2）ベッド柵関連以外																		
①ベッドから起き上がる際に転落			1	0					4	1					2	1	7	2
②ベッド上端座位から転落			2	1	1	0			1	0			1	0			5	2
③ベッドサイドで立位になったときに転倒	3	1	3	1	2	1			4	1	13	4			2	1	27	8
④苦痛による体動でベッドから転落											2	1					2	1
⑤不詳：ベッドサイドに転落・転倒しているのを発見	15	5	4	1	2	1	1	0	4	1	7	2	2	1	10	3	45	14
2. ベッドサイド以外での転倒																		
①徘徊中の転倒	8	2	8	2					8	2	2	1	2	1	2	1	30	9
②その他	1	0	1	0			1	0	1	0	3	1	2	1	3	1	12	4
計	71	21%	54	16	23	7	3	1%	48	15	60	18	16	5%	56	17	331	100%
2, 3, 5, 6疾病群で認知, 判断, 行動の異常			28	52%	9	39%			34	71%	33	55%			31	55%		

難で，センサーの導入によって，危険行動を早期に察知し，対応することも必要と思われた。

●**認知症患者の転倒・転落防止は認知症専門施設の経験を共有**

認知症患者のベッドからの転落防止に関しては，認知症患者特有の行動特性について熟知している認知症専門施設の防止策のノウハウを，一般病院も共有して活用しなければならない。

●**許される身体拘束の適用対象と実施プロセスの院内基準作成**

今回の事例のなかには，急性循環器疾患や術後の患者がベッド柵を乗り越えるなどして転落した事例が相当数あがっていた。いずれも生命にかかわる重要なライン，チューブ，ドレーンが挿入されている患者であり，転落はそうしたものがはずれる危険性があり重大である。

かつて，慢性の意識障害や認知症の患者に無秩序に身体拘束を行ったことに対する反省もあって，今日，身体拘束をなくす取り組みが広がっている。こうした動きを受けて急性期医療現場のスタッフにも身体拘束を行うことに対する罪悪感が少なからず存在している。しかし，本群の転落事例をみると，急性でかつ重症の意識障害患者が入院する看護現場では，あくまでも患者の生命リス

クを勘案して，患者にとって最もよい選択としての'身体拘束'に対する考え方をもつべきではないかと思われた。ただ，こうした'許される身体拘束'の判断と実施の手続きを現場の個々のスタッフに任せるのではなく，明確な院内基準をもって実施すべきと思われる。そのうえで，有効でできるだけ患者に負担のない拘束方法を検討することが重要と思われた。

● 自力行動可能な認知症患者へのベッド柵による完全包囲は傷害リスクを増大

ベッド柵は，意識のない患者の不随運動による転落には有用であろうが，自力行動が可能な認知症患者の転落防止に4点柵や長柵，高柵の設置は，むしろ，柵の乗り越えによる高位からの転落を引き起こし，転落時の傷害を増大する可能性がある。4点のベッド柵の適用について看護部内で基準をもつ必要があると思われた。

● ベッドからの転落を想定した傷害軽減策も同時実施

この群のベッドからの転落防止にはある意味で限界があるといえる。したがって，転落した際の傷害を軽減させるための対策，たとえば，低いベッド，衝撃吸収マットなども重要と思われた。

以上，自力行動における転倒・転落3群の発生要因と組織として実施可能な転倒・転落防止策の考察を表11に要約した。

看護者の介入がからむ転倒・転落の発生要因と対策

■ 検査・処置・診察・手術台関連の転倒・転落（B群）

台へ（から）の昇降時の転倒・転落と台上からの転落に分かれ，'fall'事例の4％を占めていた。

● 昇降時の患者へのフォロー，安定した昇降台の整備

台への（からの）昇降時における発生要因としては，台を降下させる前に，患者自ら昇降しようとして転倒した事例が最も多かった。また，待機するように説明したが患者に伝わらず準備前に自ら昇降し転倒した事例，完全に降下する前に自ら下りて転倒した事例もみられた。鎮静剤などの影響を軽視して転倒した事例もみられた。患者に理解できるような事前説明を充実させることと，当然のことながら昇降中も目を離さないことが重要と思われた。ハードウェアの問題としては，固定不良や不安定な昇降台による転倒があり，昇降台の固定に問題はない

か，安定性についてもチェックしておかなければならない。

● 動かないはずという思い込みで目を離すのは危険

台上からの転落では，台に寝かせた乳幼児から一瞬目を離した際に児が寝返りをうって転落する事例が最も多かった。また，成人患者に対しても誰かがみてくれているはず，あるいは，鎮静剤などで眠っているので動かないはずという思い込みで，目を離した際に転落した事例が多くあがっていた。

● 予期せぬ体動を考慮して台上では固定

台上で，患者の固定が不十分であったことや，固定し忘れたことによる転落，意識のない患者が突然のせき込みで体動し転落した事例もあり，台上では必ず安全ベルトで固定することが重要と思われた。

■ 乳幼児のベッドからの転落（C群）

乳幼児のベッド柵の上げ忘れによる転落と児のベッド柵へのよじ登りによる転落に分かれる。'fall'事例の5％を占めていた。

● 一瞬目を離すときにも柵上げを忘れないという注意書き

柵を上げ忘れたのは，看護師と母親など付き添い者である。看護師によるものとしては，ベッド柵を下げてのケアの途中に何かをしようとして，一瞬児から目を離した際に児が転落した事例，あるいは他業務に気をとられて，つい柵をせずにベッドサイドを離れた際，児が転落した（しそうになった）事例が多数あがっていた。母親による上げ忘れも看護師の上げ忘れと似た要因が多かった。ベッド周辺の目につくところに「一瞬の目の離しにも柵上げ励行，転落事故防止！」などと書いた張り紙を貼るなどして，注意を喚起することである。

● 母親への適正な柵上げの指導

母親のベッド柵上げが不完全であったことによる転落もあった。たとえば，一方が下がっている，フックが適正にかけられていなかったなどである。入院時に看護師が母親に説明するときに，柵の適正な上げ方の方法を実演してみせるなどの指導も必要である。

● 患児の活動レベルに応じた柵の設置

児がベッド柵へよじ登って転落した事例では，帰る母親を追って，あるいは不在の母親をさがしてよじ登った事例が多く，母親が離院した後の児へのフォローが重要と思われた。また，ベッド内に玩具などを入れるときには，よじ登りの際の踏み台にならないよう注意しなけれ

表11 自発的かつ自力行動における転倒・転落の発生要因と実施可能な発生防止策

転倒・転落発生要因マップから明らかになった患者要因と発生時の行動・状況要因	発生防止策
A-1-1群：自力排泄行動における転倒・転落	
1) 患者要因 ・高齢の脳血管障害後遺，がん，その他身体疾患が多い（むしろ，内臓疾患のほうが多い） ・がん患者では，ターミナル期，麻薬投与，IVH中，化学療法中の患者，脳転移の患者などに多発している ・高齢患者の眠剤服用者にも散見される ・3/4は高齢者，さらに深夜発生事例の6割は75歳以上の後期高齢者 2) 発生時の行動・状況要因 ・発生時間帯：半数が深夜帯，さらに準夜帯を合わせると3/4が夜勤帯に発生．とくに就寝後〜早朝に多発 ・排泄行動の往路に多い ・患者疾病群によって発生しやすい排泄行動の行程に差がある 　＊脳血管障害後遺：柵乗り越えによる転落，端座位・立位で転倒，歩行〜便座に座るまでで転倒など，それぞれの行程で発生 　＊がん，重症内臓疾患では，立位後にトイレ歩行〜便座に座るまでで転倒が多く発生 ・ポータブルトイレへの移乗時に多発(25％) ・履物の不具合も関連 ・携行する点滴台の不具合も関連	★患者ごとに，夜間の安全上望ましい排尿行動レベルについて検討し，患者との合意を得る．一般に日中の排尿行動のレベルより，1ランク低下を想定してポータブル，尿器などを設定する．その際，「患者の望む行動」と「安全上望ましい行動」の乖離をうめるために，患者の自尊心や心理に配慮したアプローチ ★眠剤の適用や量に関する検討 ★夜間の排尿行動のリスクをコントロールするために，排尿パターンが明確な患者には，患者の理解と納得が得られれば，看護師などの介助のもとで計画的に排尿 ★患者はナースコールは押さ(せ)ないという前提で，自力排泄行動をサポートする個々の患者に合わせたベッド周りの整備と，ベッド柵に連続する移乗バーなどのつかまるものの適正配置と障害物の除去 ★脳血管障害後遺の患者では排泄行動の全行程をサポート ★重症の内臓疾患患者にはトイレまでの距離を短くする ★移乗しやすいポータブルトイレの選択 　（持ち手と足を踏み込めるスペースがあるもの） ★個々の患者と床の材質にあった滑りにくく，歩きやすい履物 ★安定性のよい点滴台と点滴台を走行させにくくしているわずかな段差などの解消
A-1-2群：排泄以外の自力行動における転倒・転落	
1) 患者要因 　運動障害（脳血管障害後遺，骨関節疾患），視覚障害（白内障の術後など）患者に多い．重症内臓疾患は少ない．高齢者とも限らない 2) 発生時の行動・状況要因 ・発生時間帯：日中に最も多い ・廊下や室内歩行中の転倒が6割 　＊廊下の水，ワックスでの滑り，段差や障害物でのつまずき 　＊要歩行介助の患者が車椅子まで独歩した際に転倒 　＊歩行介助機器使用者のバランス保持がうまくいかず転倒 ・日常物品（ナースコール，タオルなど）を取ろうとしてベッドから転落 ・階段からの転落（片眼視による遠近感の消失などで） ・ベッドへの座位時に転倒（マット張り出し，ベッド固定不良） ・椅子関連の転倒（座ろうとして転倒，椅子からの転落）	★危険行動防止のための患者教育 　典型的な危険行動の事例が多く，理解可能な患者も多い．教育の有効性が期待できる⇒「転倒・転落防止の教育冊子」の作成 ★環境・ハードウェア整備 ・滑りにくい履物，身体にあった動きやすい衣類 ・廊下の整頓と水濡れ防止などの管理，段差の解消，段差や障害物へのマーキング，夜間照明や足元灯 ・患者の体格にあった歩行補助機器への調整（OTとの協同） ・床頭台の位置や日常物品の配置への注意（取りやすい位置） ・ベッド関連の整備（マットを張り出さないよう適正位置の確保と確実なストッパー） ・安定性のよい，持ち手のついた椅子
A-2群：判断力の低下した患者の自力行動における転倒・転落	
1) 患者要因 ・意識障害や認知機能障害を伴う疾患や病態の患者に多発 ・単一疾患としては認知症患者が最も多い ・せん妄，不穏の重症内臓疾患患者が全体事例の半数ときわめて多く，ドレーンなどの抜去につながった事例もあり ・高齢者の術後，急性重症心疾患，代謝性・呼吸性脳症，苦痛の強いがんターミナルステージの患者など 2) 発生時の行動・状況要因 ・発生時間帯：深夜に半数が発生 ・発生時の行動：ベッドから下りる行動で多発，8割以上がベッド周りで発生（転倒よりも，ベッドからの転落が大多数である） ・ベッドから下りようとする行動の予測は困難 ・ベッド柵乗り越え(1/3)，ベッド柵間くぐり抜け(2割弱)による転落．全体の半数はベッド柵が転落防止に有効に機能せず	★せん妄・不穏を引き起こす病態に対する可能な限りの治療 ★認知症患者へのケア：認知症患者のケアに習熟した施設のノウハウを共有 ★急性かつ生命リスクのある意識障害患者に対する'許される身体拘束'の適用と手続きを個人判断に委ねるのではなく，病院として明確な基準をもつ．そのうえで有効で，患者にとって負担の軽い'拘束'方法の検討 ★転落しても傷害を少なくする対策やベッド周りの環境整備 ★「ベッドより下りる」行動の予測は困難．こうした行動をキャッチする，より有用で安価なセンサーの開発の必要性（企業） ★ベッド柵適用の対象患者の検討 　認知症で四肢の動きが保たれている患者には，4点柵による包囲や高柵は，柵乗り越えによる高位からの転落で，転落時の傷害を増大する可能性あり
全群に共通	★ハイリスク患者に関する情報を看護者間で有効に共有する仕組みの必要性 ★看護とリハビリテーション部門や老年医・整形医，薬剤師なども含めたチームとしてアプローチの必要性

ばならない。患児の発達レベルや行動特性を知り，有効な柵を使用する必要がある。

■患者の生活行動介助中（車椅子以外）の転倒・転落（D群）

大きく分けると，排泄行動の介助中の転倒・転落と歩行（訓練）介助中の転倒である。'fall'事例の6％を占めていた。

● 6種類の発生要因

下肢筋力低下やバランス，歩行機能の障害により，自力で生活行動をとれない患者への介助中や歩行訓練に付添っているなかで発生した転倒である。発生要因を整理すると，以下の6種類に分類された。

①1人でも介助可能という判断自体の不適切さが原因で転倒
②未熟な介助技術や不適切な介助手順で転倒
③必要物品（チリ紙，衣類など）を取るためにやむを得ず，一瞬支えをはずし転倒
④看護師が濡れた床，滑りやすい床で転倒
⑤バランスをくずした患者をうまく支えることができず転倒
⑥排泄終了を待つ間，一時的に看護師が患者のもとを離れた際，患者が自力で動き転倒

以上，6群のなかで最も多かったのは⑥である。

● 待てない，待たない心理を考慮したサポート体制

看護師が患者のもとを離れた理由は，多忙な準夜帯などで，控えているほかの業務を行うためが最も多いが，患者に気楽に排泄させようという配慮などもあった。ほとんどの事例で，「終了したらコールを押すように」や「すぐに戻るから動かないように」と患者には伝えているものの，自ら動き出して転倒している。

コールを押さず，看護師を待たずに動き出す患者のなかには，待機をするという判断そのものができない患者も存在するが，判断はできても「待てない心理」や「待たない心理」がある。排泄がすめば，トイレから早く離れたいと思うのは当然である。また，多忙な看護師を再び呼ぶことへの遠慮，自分でできる，あるいはしたいと思う自立への欲求，できそうだという過信もある。また，看護師にとっても，夜勤帯の夕刻から就寝までと早朝は，排泄介助など療養上の世話業務と診療の補助業務が重なる多忙な時間帯であり，患者の排泄終了後までそばでじっと待つ余裕はもてない。

したがって，この時間帯での転倒を防止するためには，看護補助者によるカバーは必須と思われる。さらに，患者が自ら行動したときにサポートできるように，トイレの周辺に患者がつかまりやすいものやトイレの近くに休息できる椅子を設置することも重要と思われた。

● リハビリ意欲の高まりが転倒を起こしかねない

歩行訓練介助中の転倒では，患者のバランスのくずれ

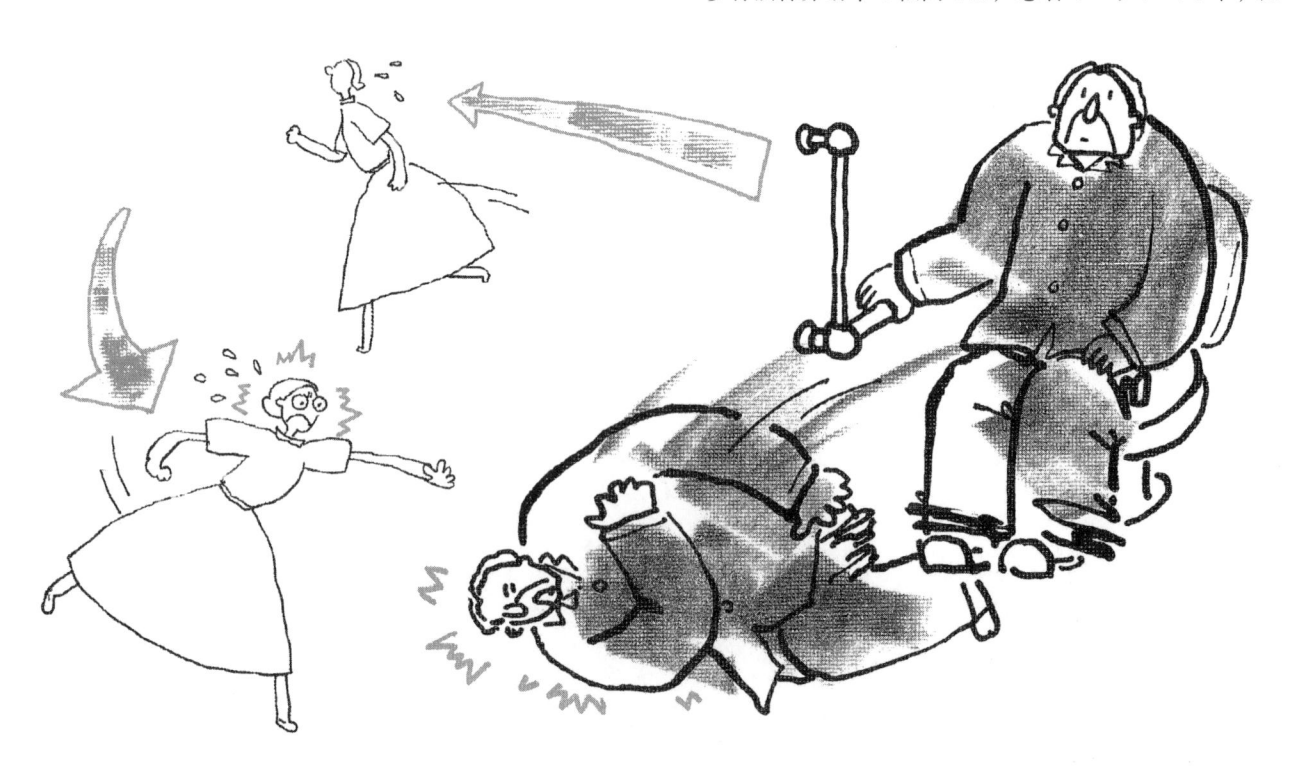

や方向転換時のふらつきを支えきれず転倒した事例が最も多かった。また，リハビリ意欲の高まりで，つい訓練が過剰になり転倒した事例も多かった。意欲が高かっただけに，転倒での落胆も大きく経過に悪影響を与えかねない。

● **バランスをくずしたときに備えて安全ベルトの装着**

いったん傾きかけた患者の身体を，看護師1人の力で支えるのは容易ではない。患者がバランスをくずした際，つかみやすい取手のついた安全ベルトを患者に装着してもらっておくほうがよい。今回の事例のなかには，こうしたものを装着していたために，転倒を防ぐことができた事例があがっていた。

■ 車椅子とベッド，トイレ間の移乗介助中の転倒・転落（E群）

車椅子と（から）ベッド，トイレの移乗を介助中に転倒・転落したものである。'fall'事例の4％を占めていた。

● **理論とトレーニングで移乗介助技術の向上**

発生要因としては，看護師1人で移乗介助中の転倒・転落と複数人での移乗介助時の転倒・転落に整理したが，圧倒的に看護師が1人で介助しているときに多く発生していた。そのなかには，「患者とのタイミングやバランスがとれずに転倒」「麻痺側へ身体が傾きバランスをくずした」「患者の拘縮した両下肢に看護師の脚がはさまり看護師とともに転倒」など，移乗介助技術にかかわる転倒事例も多数あがっていた。移乗の介助は，患者の重心と体重をいかにコントロールするかという理論と技術を要する高度な看護技術である。看護師側のトレーニングも重要で，理学療法士にも協力を求め，適切な移乗技術を学ぶ機会を増やすことも必要である。

● **患者の身体機能を把握した介助**

前述した患者の生活行動介助中の転倒・転落（D群）の要因とも共通しているが，1人でも移乗介助が可能という判断自体の誤りや，患者の身体機能を把握せずに介助しようとしたために転倒した事例もあり，看護師間での情報共有が重要と思われた。

● **移乗介助を容易にする車椅子側からの改善**

ハードウェアが関連した事例としては，ストッパーが甘かったために，ベッドや車椅子が動き転倒した事例も相当数あがっていた。開始前にチェックを徹底すべきと思われた。車椅子からの移乗をより円滑にするために，車椅子の側から考えてみると，①アームレストが上がると移乗の際の方向転換が楽になる，②フットレストが取りはずせると，車椅子側に足を踏み込みやすくなる，③やや背側に斜になった座面であると，患者を下ろしたとき安定性がある，などが重要ではないかと思われた。

そのほか，滑りやすいソックスによる転倒や，床の水で看護師が足をとられて転倒した事例があり，介助を開始する前に確かめておくべきである。

● **移乗を怖がる患者の心理にも理解**

移乗への不安から患者の抵抗や力みのために転倒しかけた片麻痺患者の事例が数例あがっていた。脳血管障害の患者はうつ状態を合併しやすく，不安も強くなりやすい。こうした患者に関する情報を看護師間で共有し，移乗前には患者を安心させることも重要と思われた。

■ 車椅子乗車待機中の転倒・転落（F群）

看護師が何かの目的や理由のために，患者を車椅子に座らせて待機させている間に，車椅子から転落，あるいは車椅子ごと転倒した事例である。'fall'事例の4％を占めていた。

● **安全ベルトの装着で防ぎうる事例とそうでない事例**

安全ベルトを装着していなかったためにずり落ちた事例や，装着していても前のめりになったり，麻痺側に傾いて車椅子ごと転倒した事例や，車椅子乗車中の急な立ち上がりで転倒した事例が多かった。そのほか，激しい体動で車椅子ごと後方に転倒しそうになった事例や，身体の硬直した患者が背もたれの低い車椅子で後方に反り返り，車椅子ごと転倒した事例があがっていた。また，足台をはずそうと前屈した際に，車椅子ごと前に転倒した事例や，ベルトをしていた小児がほかの子どもを追いかけようと前屈し車椅子ごと転倒した事例も多くあがっていた。

● **待機のための使用を考慮した車椅子の安全構造**

車椅子に乗車させた目的や理由としては，①不穏やせん妄があるためにナースステーションで観察する，②臥床しがちの患者のADLアップや気分転換を図る，③シーツ交換などで一時的にベッドから患者に離れてもらう，③座位にて食事をとらせる，などである。車椅子が移動用具としてではなく，こういった目的のために汎用されていることを考えると，患者の予期せぬ動きにより車椅子ごと前方，後方へと転倒することを防ぐ構造も必要と思われた。

II 療養上の世話におけるヒヤリ・ハット事象発生要因と対策

■ 体位変換，清拭時・後の転倒・転落（G群）

'fall'事例の1％を占めていた。体位変換後の適切な体位を保持できず，ベッドから転落しそうになった事例が多くあがっていた。多くは，ベッドを多少ギャッジアップした状態での側臥位からの転落事例で，ベッド柵はあっても有効に機能していなかった。体位変換は，自ら身体を動かすことができない患者で，褥瘡や関節拘縮などの防止，無気肺や肺炎を防ぐうえで重要なケアであることから，適正な体位固定も必要と思われた。そのほか，ベッドのストッパーの効きが不十分でベッドが動き，体位変換時に転落させそうになった事例もみられた。

看護者の介入の有無で対策の考え方が異なる

病院における患者の転倒・転落について，これまでその発生状況が整理されないまま，対策が論じられてきた。本研究では，発生状況における看護師の介入の有無によって大きく2群に分けたが，この分類は混沌とした転倒・転落問題の考え方を整理していくうえでもわかりやすい（**表12**）。

● **自力行動における転倒・転落防止は行動と環境・ハードウェアのリスクのコントロール**

看護師の介入のない患者の自力行動における転倒・転落は，ほとんどが看護師の視野の外で発生するため，いかにリスクを予測し可能な対策を前もって講じておくかにかかっている。そのリスクは，患者の有する易転倒性というリスクと行動や環境・ハードウェアにおけるリスクがある。易転倒性として高齢，認知機能や歩行・バランス障害，感覚器の障害，下肢筋力低下・衰弱をきたす疾病・病態などが文献的にはあげられている。しかし，急性期病院に入院するほとんどの高齢患者が，これらのどれかを有しており，これらをコントロールすることは困難である。したがって，むしろ行動と環境・ハードウェアにおける危険要因をコントロールしていくことが転倒防止上欠かせない。今回，行動を要素や種類に分け，周辺のモノとの関係で事例を整理したのは，行動を阻害する，あるいは行動をサポートできない環境・ハードウェア要因を明らかにすることによって，コントロール可能な対策もみえてくると考えたからである。

表12 転倒・転落事故防止の考え方

A：患者の自力行動における転倒・転落	①発生リスクのコントロール：患者のリスク（易転倒性）の評価と情報共有，改善可能な患者リスクには対応 行動のリスクを予測し，早期の危険行動察知や患者教育，行動をサポートする環境，ハードウェアへの改善 ②発生後の傷害リスクのコントロール： 患者の傷害リスクを評価し，重点対応 発生することを想定し傷害軽減策 合併症の早期発見・早期治療
B～G：看護者の介入がからむ転倒・転落	介助手順にからむ発生要因を整理し，技術・手順，ハードウェア，スタッフ連携のあり方を直す

● **自力行動における転倒・転落事故防止は発生リスクの軽減と傷害リスクの軽減の二段構え**

患者を24時間監視下におくことは不可能であり，まして，患者が自発的に自力で行動しようとすることは，一部の事例を除いて離床意欲，闘病意欲として評価しなければならない。転倒・転落を恐れるあまりむやみに行動に制限を加えることは弊害も多い。したがって，この群の転倒・転落の発生防止には限界があり，その限界をわきまえた対策，つまり発生後の傷害を軽減する対策も考えておくことが重要である。起こることも想定し，傷害を拡大させないための対策や発生後の合併症を見逃さない対策も検討しておかなければならない。つまり，発生リスクのコントロールと傷害リスクのコントロールの二段構えで考えておかなければならない。

● **看護者の介入のある転倒・転落事故防止は看護プロセスやシステムの発生要因の改善**

看護師の介入のある転倒・転落は，その発生に看護プロセスやシステム上の要因のウエイトが高いことから，介助手順やハードウェア，および看護師間の連携の問題など，その発生要因を明らかにし，発生防止にできる限り努力しなければならない転倒・転落である。

以上，病院における患者の転倒・転落には，発生状況から大きく分けて2群に分かれ，両群で分析の視点や対策の考え方に本質的な違いがあることを指摘しておきたい。

転倒・転落防止はチームアプローチで

本研究のために多数の文献を取り寄せ学ぶ機会を得

た。高齢患者の増加した今日の医療現場で最も卑近なインシデントが転倒・転落であるが，その発生の理解や防止策の立案には，学問領域を横断する知識と経験が必要であることに気づいた。転倒・転落事故の防止は，医療事故という範疇で論じる以上に高齢社会全体の重要な問題であるが，高齢患者は加齢による易転倒性に，さらに疾病や障害，服薬薬剤の影響による易転倒性なども加わって，転倒リスクは在宅高齢者や介護施設の高齢者よりはるかに高い。そして，疾病をもった患者であるゆえに，転倒・転落による傷害のリスクも高く，臨床経過に重大な影響を及ぼしかねない。したがって，この問題は今後ますます看護現場を悩ます深刻な問題になってくると思われる。この問題に少しでも有効な対策を講じるためには，看護部門に限らず，リハビリテーション部門，老年科，整形外科，そのほか易転倒性にからむ診療科，薬剤部など，関連各領域の専門性を有効に活用し，領域・部門横断的なチームアプローチが必要ではないかと思われた。

● **参考文献**（総括的に書かれた書籍のみ掲載）
1) Russell J Kendzior : Slip-and-Fall Prevention Made Easy A comprehensive Guide to Preventing Accidents, Government Institutes, Maryland USA, 1999.
2) Janice M Morse : PREVENTING PATIENT FALLS, SAGE Publications, London, 1997.
3) Rein Tideiksaar : Falling in Old Age Prevention and Management, Springer Publishing Company, 1997.
4) Rein Tideiksaar : Fall in older persons prevention & management, Health Professions Press, Maryland USA, 1998.
5) J. Thomas Hutton, M.D. : Preventing Falls A Defensive Approach, Prometheus Books, New York USA, 2000.
6) Sandra G Funk, Elizabeth M Tornquist, Mary T Champagne, and Ruth A Wiese : KEY ASPECT OF ELDER CARE Managing Falls, Incontinence, and Cognitive Impairment, SPRINGER PUBLISHING COMPANY, New York USA, 1992.

ヒヤリ・ハット報告を有効なものにしよう

転倒・転落事故防止策を検討するためには，どのような患者が，どういう状況で転倒・転落するのかを知ることから始まる。多数事例の分析においては，分析に先立つ'事実'の整理がきわめて重要である。関係性を重視した整理の手法として，与薬（注射や内服）の事例では，人はどこで，どのようなエラーを，どのような要因で犯すのかを知るために，業務プロセスとエラー内容からなるマトリックスを用いて発生要因を整理し，与薬業務における問題がおおよそ俯瞰できた。

ところが，転倒・転落においては，'事実'の整理は困難をきわめた。転倒・転落は，患者のさまざまな身体・心理的要因と行動，環境，看護システム上の要因が複雑にからんで発生する事象で，事例における発生要因を2次元のマトリックスのなかに整理すること自体に限界があった。Tideiksaar[3]は，発生要因を内因（患者要因）と外因（環境要因）という見方で検討しているが，それだけではなく'行動'という要因も重要と考えた。最終的に，自力行動による転倒・転落は患者要因と発生時の行動・状況要因で整理することにした。整理の形を決めるまで試行錯誤を繰り返し相当の時間を費やしたが，結果的には今ひとつ表現できないものを感じざるを得なかった。

その原因の1つとして，対象に用いたヒヤリ・ハット事例から得られる情報量の問題があった。転倒・転落は与薬の事例よりもはるかに多面的な情報を必要とする。重要な要因があっても，意義を感じていなければ書かれていないため，情報の内容にもばらつきが多かった。今後，事例を事故防止に生かすためには，対策に結びつく情報が的確に報告されることが最も重要ではないかと思う。本研究で作成した転倒・転落発生要因マップが，今後各施設で事故防止のためにどのような情報が報告されなければならないかを検討する資料の1つになり得ればと願っている。

II 療養上の世話におけるヒヤリ・ハット事象発生要因と対策

2 経管栄養

　食事関連の事例を「経管栄養」「経管栄養以外の食事」の2種類に分けて，エラーやトラブルの内容とその要因を整理した。

　経管栄養に関する33事例を，3つの業務プロセス「A. 経管栄養の準備」「B. 実施」「C. 注入中の観察」に分けて，エラー・トラブルとその発生要因を整理した(別表：「経管栄養ヒヤリ・ハット発生要因表」)。本対象事例のほとんどが経鼻的な経管栄養事例であった。

業務プロセスからみたエラーと発生要因

■準備

● 希釈に関する指示の読み取りエラー

　「準備」における事例としては，栄養物の希釈にからむ事例が数例あがっていた。いずれも，希釈の際に加える白湯量に関する医師の記載を錯覚したものである。与薬事例でも指摘されたように，不明瞭な記載が要因となっていた。「F2ハーフ100 ml」「エンシュア(朝2缶＋昼1缶＋夕2缶)＋白湯トータル1,800 ml」という医師の指示記載は，誤解を与えやすい。「F2を白湯で倍に希釈して100 ml注入」とか「エンシュア(朝2缶＋昼1缶＋夕2缶)＋朝昼夕トータル白湯800 ml」という記載であるべきである。

■実施

● 注入対象患者エラーと注入経路エラー

　「実施」における事例のほとんどは，注入対象患者と注入すべきラインの間違い事例であった。その発生要因は注射のエラー発生要因と共通していた。とくに経管栄養物を静脈ラインへ誤注入するエラーは，注射事例の投与方法エラーとしても多数あがっており，頻度と重大性双方からとくに重要なエラーである。複数のラインの存在やその混線，両者につけられている同じ三方活栓による錯覚がエラー発生の要因になっていた。

● 胃管の口腔内逆流を知らずに注入し誤嚥

　そのほかのエラーのうち重要なものとしては，注入時に胃管が胃内に確実に留置されているか否かを確認せず，すでに口腔内にチューブが逆戻りしていることを知らずに注入しようとした事例も数例あがっており，注入されていれば誤嚥の可能性があり，重要な事例と思われた。口腔内の観察，注射器にて胃液の吸引，または気泡音の聴取により，胃内にチューブが入っていることを確認するのはいうまでもない。

■注入中の観察

● 注入中の胃管の自己抜去や自然抜去による誤嚥

　「注入中の観察」における主な事例としては，経管栄養注入中に胃管が抜けた事例があがっていた。意識障害や認知機能が障害されている患者の自己抜去が多いが，自然に発生した事例もあった。完全な抜去であればまだよいが抜去が中途半端になると，誤嚥を起こし重篤な肺炎を引き起こす危険性がある。

重大なエラーと発生要因

● 注射エラーとチューブ類の管理エラー両者の性格をあわせもつ経管栄養エラー

　経管栄養業務は，非経口的とはいえ食事を提供する業務である。しかし，他者による強制的な栄養注入であるがゆえにリスクが生じる。医師のオーダーを受け，多くは既製の栄養物を一定量調合し，胃管に接続し，一定時間で注入し，注入開始後には観察を必要とする。その行為は，注射業務で点滴の指示受け⇒準備⇒実施⇒実施後の観察を行うプロセスと似た業務プロセスを形成してお

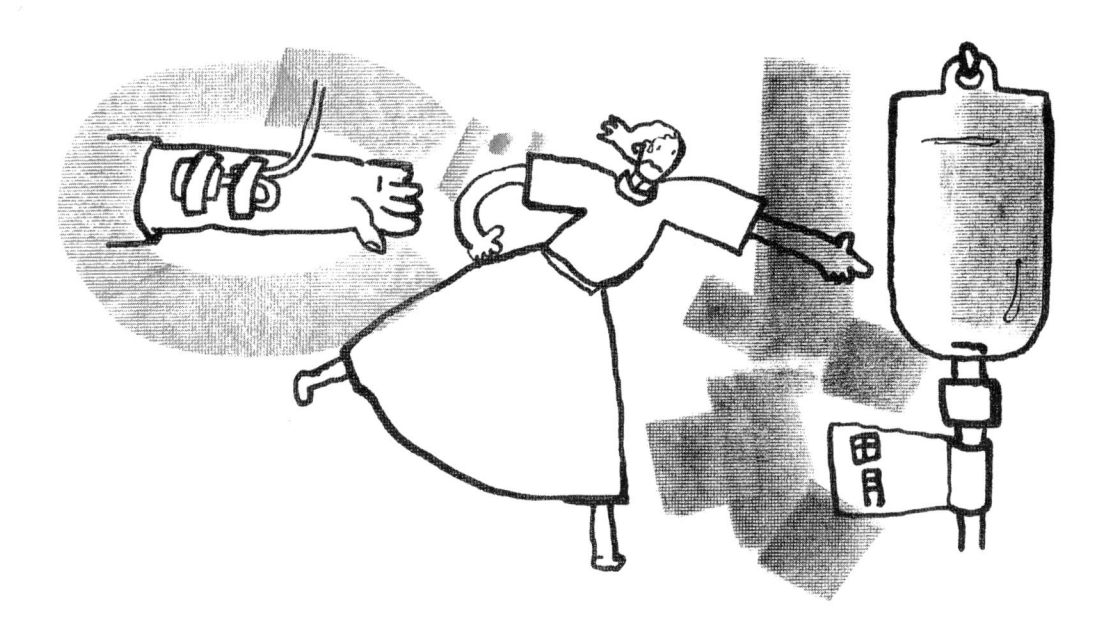

り，エラーとその発生要因も類似している。

胃管は，栄養注入の目的として用いられるほかに洗浄用と排出用がある。排出用は全身麻酔時，消化管術後，腸閉塞，上部消化管出血などで消化管の減圧のために用いられる。この領域の事例は「チューブ類の管理エラー」(p 35)のドレーンで整理した。注入用としての胃管のはずれ，閉塞，抜去などのエラーもチューブ類の管理エラーにおける要因と共通している。

つまり，経管栄養はエラーと発生要因において，両者と少なからず共通していると考えればわかりやすい。

● 重大な3種類のエラー

結果の重大性から経管栄養におけるエラーをみると，以下の3種類のエラーが重要である。

　①注入物を胃管と間違えて静脈ラインに注入する
　②注入前にチューブが抜けかけていることを知らず注入する
　③注入中にチューブが抜ける(自然抜去，自己抜去)

とくに①が最悪のエラーで，注射エラー事例にも相当数の事例があがっていた。誤注入防止のために口径のサイズが違うチューブを採用したり，錯覚を生じやすい三方活栓の使用の禁止などを定めている施設は多い。複数のラインやチューブが挿入されている重篤な患者は多い。胃管にかかわらず，誤注入防止のライン確認のルールを明確化にし，確実な遵守が重要であることはいうまでもない。

平成12年度に勤務11か月目の新卒看護師約2,000名に行った調査では，誤注入が生命にかかわることを知らなかったのは，15％にも上っていた[1]。単にルールを教えるのではなく，間違えるとなぜ危険かについても理解させておく必要がある。また，②，③はともに誤嚥とそれに続く肺炎の危険性がある。②は注入位置の確認と注入中の観察のルールも明確にしておかなければならない。

認知症患者の自己抜去への対応

認知症患者のように認知機能が障害されている経鼻的経管栄養患者では，注入中の自己抜去防止に苦慮する。長期にわたる身体拘束は問題も多い。経鼻的に胃管を留置している状況は嚥下訓練の妨げになり，口腔内も汚染しやすい。

一般に経管栄養が1か月以上にわたる場合は，間欠的経口食道経管栄養法や内視鏡的胃瘻造設を選択する。前者は患者の苦痛が少なく，留置されないために衛生上もよい。また胃内注入より速い注入が可能で，下痢や腹部膨満などの副作用も少なく，手技も簡単で安全である。しかし，本人の協力が得られないときや意識障害がある場合には困難である[2]ため，自己抜去を繰り返す認知症患者には後者の内視鏡的胃瘻造設のほうがよい。これらの選択は家族の意向もふまえて検討しなければならない。

● 引用文献
1) 竹内千恵子，川村治子：新卒看護婦・士における医療事故防止関連の知識・技術の習得状況(第一報)，川村治子編：平成12年度厚生科学補助金　医療のリスクマネジメントシステム構築に関する研究報告書，pp 175-195, 2001.
2) 東京都老人医療センター編・折茂肇監修・名倉博史編：高齢者の摂食嚥下障害ケアマニュアル，pp 46-51, メジカルビュー社, 1999.

II 療養上の世話におけるヒヤリ・ハット事象発生要因と対策

3 経管栄養以外の食事

　通常の食事提供に関する分析可能な116事例を対象にした。エラーはおおむね3種類のエラーに分類された。すなわち、「絶食すべき患者の摂食」「配膳対象のエラー」「食事内容のエラー」である。これらに分けて発生要因を整理した(別表:「経管栄養以外の食事ヒヤリ・ハット発生要因表」)。

3種類のエラーの発生要因

■絶食すべき患者の摂食

● 禁食患者に配膳し患者が摂食

　最も多かったのは「禁食、遅食の患者に配膳し、患者が摂食」したという事例であった。検査などで禁食の場合にも、終了後の摂食の可能性を考慮して食止めにはしないことがしばしばある。看護師は、患者には前日に摂食しないよう説明をしている。しかし、患者は配膳された食事を目の前にすると、説明されていてもつい摂食してしまうものである。結局、検査は延期せざるを得なくなる。まず、①栄養科に禁食患者の食止めをするか否か、②食止めをしないなら置き場所を別途確保するかベッドサイドか、③ベッドサイドに置くなら患者が誤解しない方法はどうするかを明確にしておかなければならない。

　午後からの検査・施術で、担当者が朝食は摂食可と錯覚して配膳した事例もあった。午後から検査の場合には食止めの有意について、前日に明確にしておかなければならない。

● 配膳担当者と病態情報の連携・共有の不備

　情報連携上の問題として重要なものに、前日、前夜の病態の変化で、たとえば、ERCP後に急性膵炎になって急に絶食が決まり、栄養科への食止めの伝達が間に合わなかった事例で、翌朝の配膳者に情報がうまく伝わらなかったことから配膳され摂食したという事例があった。こうした事例では、摂食は病態に重大な影響を与えかねないもので、確実な情報連携のあり方を検討しなければならない。

　また、手術当日に配膳された事例、術後患者に食事が開始された事例もある。食止めに関する事務的処理のミスがあったにしても、基本的な病態への共有さえもなされず、食事提供という行為のみが行われていることを意味するもので、重大なエラーである。

■配膳対象のエラー

● 与薬の対象エラーと同じ要因

　同姓、同姓同名者での配膳エラーの事例が多数あがっていた。単純なエラーのほかに、食札に名字しか書かれていなかったことや、カタカナで書くと似た名字の患者同士でのエラー、また、両手に持って2人に配膳し逆に渡すなど、同時複数名の膳を持参したことによるエラーもあり、与薬の対象エラーと基本的に同じ要因であった。また、配膳作業者に同姓患者の入院を伝えていなかったことなども要因としてあがっていた。

■食事内容のエラー

● 栄養科への食事変更と食物アレルギー情報伝達の不備

　食事オーダーの入力エラーなどは別として、食事変更に関する情報の伝達に混乱が生じているもの、患者の食物アレルギーに関する情報が栄養科に届いていないなど、栄養科を含めたリスク情報の伝達に不備が生じたエラーがあげられていた。重要な食事変更・食物アレルギーに関する連絡のルールを看護部と栄養科で取り決めておく必要がある。

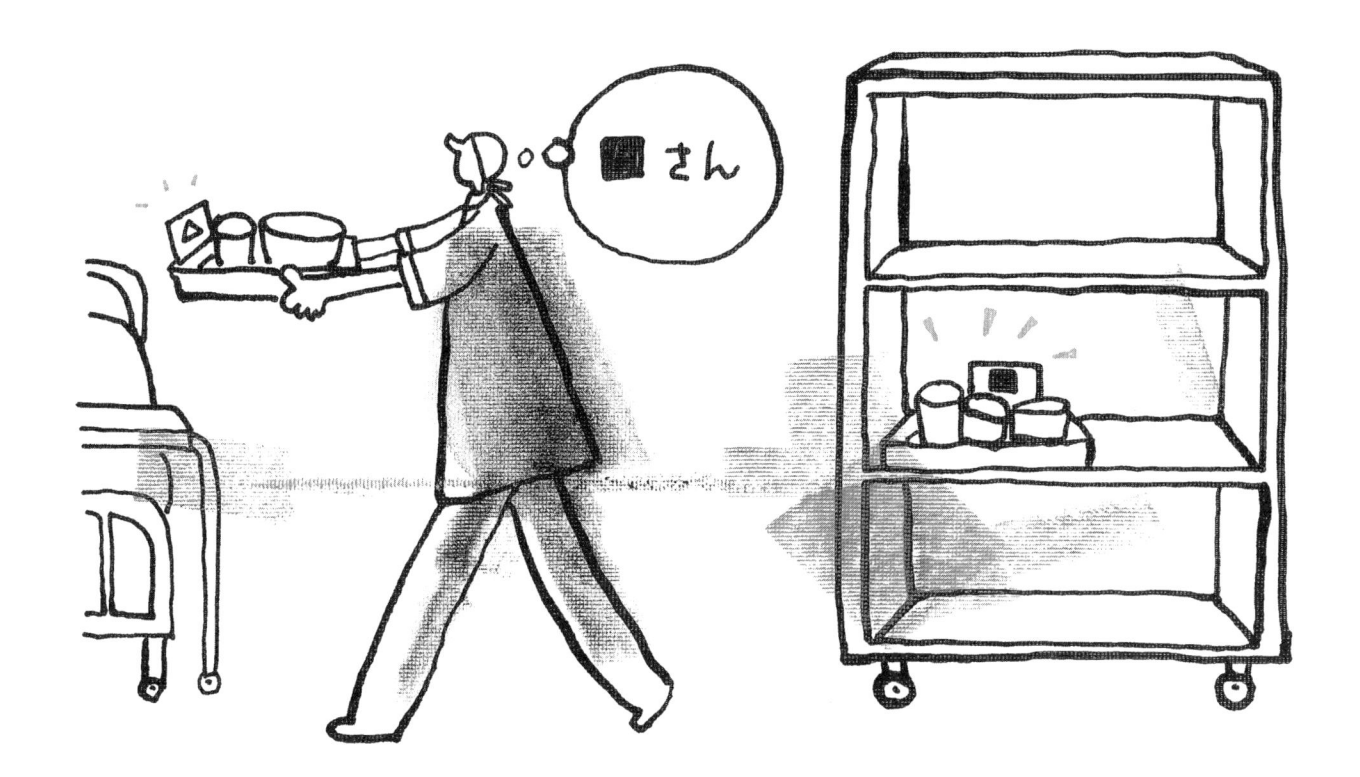

食事提供エラーの共通・重要要因

● 患者,看護師間,栄養科との情報伝達・共有の不備

食事提供に関するエラーに共通した重要な要因として,情報の伝達や共有の不備に注目すべきである。看護師-患者間の情報伝達の不備としては,看護師から禁食患者への禁食の説明が不十分であったことがあげられる。看護師間での伝達・共有の不備としては,禁食患者への配膳停止情報が伝達されていなかったこと,病態変化で急に食止めになった患者への配膳停止を配膳作業の看護師や看護補助者に伝達されていなかったことなどである。

一方,看護側から栄養部門への情報伝達の不備としては,食事変更が栄養部門に伝わらなかったこと,あるいは患者の食物アレルギーの情報の伝達が遅れたこと,栄養科内で食物アレルギー情報が共有できていなかったことである。

● 看護補助者とも食止めの病態情報の共有を

与薬と異なり配膳は看護補助者も行う業務である。誤って配膳した食事を患者が摂食することによって,重大な病態に発展する可能性もあるが,業務の担当者は,与薬エラーほど重視はしていない。そのことが,食事提供に関する情報連携や食止めにいたる病態情報の共有をあいまいにする原因ともなっている。誤った食事提供が病態に重大な影響を与えかねないことを,看護補助者も含めて認識しておかなければならない。

II 療養上の世話におけるヒヤリ・ハット事象発生要因と対策

4 摂食中の窒息・誤嚥

分析可能な摂食・嚥下に関する170事例を，横枠としてまず「看護師の食事介助における事例」と「患者の自力摂食における事例」に分類し，さらに「一般疾患，一般病棟」と「精神疾患，精神病棟」に分けた。一方，縦枠として，摂食・嚥下のステージとして3期に分けた。3期とは，摂食は何をどのように食べるかを判断し口腔まで適度な量の食物を運ぶ時期である「1)先行期(認知期)」と，食物を捕食し，咀嚼し，飲み下しやすい食塊を形成する時期としての「2)咀嚼期(準備期)」，および，食塊を保持し，口腔から咽頭・食道へと送り込む「3)嚥下期」である。すなわち，4×3＝12のマトリックスに分けて事例を整理した。

食事介助患者の窒息・誤嚥

■ 介助中の誤嚥事例における患者の疾患名

疾患名をみると脳血管障害患者が最も多かった。次に多かったのは認知症患者で，過量の食物を一度に摂食して丸飲みし窒息・誤嚥する先行期の事例が多かった。球麻痺の原因となる脳幹部の疾患は，患者の絶対数が少ないこともあって事例は少なかった。また，そうした中枢神経の疾患ではないほかの一般疾患の高齢患者の事例も多かった。高齢者では，①歯牙欠損による食物粉砕の障害，②口腔の食塊保持能力の低下，③嚥下反射の遅れ，④安静時の喉頭の低位・食道入口部の前方偏位，⑤唾液分泌の低下，⑥咳反射の低下などが嚥下の問題としてあげられている[1]。

■ 摂食・嚥下のステージ別発生要因と対策

1) 先行期関連

● **傾眠患者や摂食意欲のない患者への強制的な食事介助は危険**

傾眠状態や摂食意欲のない患者へ無理に食事をさせ誤嚥した事例があがっていた。眠剤，麻薬などの薬物によるレベルの低下ならば，投薬を調整し食事時間への影響を少なくする[2]ような工夫ができるか検討してみる。意欲のない患者には，空腹になる時間帯に摂食時間を調整できればよいが，いずれにしても強制的に摂食させるのは危険である。

● **適切な摂食量の判断がつかない患者が一気に摂食し窒息する**

適切な摂食量に対する判断が困難な患者が，介助者がナースコール対応などで中断したすきに，一気に食物を口に入れて喉に詰まらせた事例が精神疾患患者に多くあがっていた。また，そうした患者の一気摂食・丸飲みを懸念して，ベッドサイドに食物を置かないようにしていたにもかかわらず，スタッフや家族が置いてしまった事例もあがっていた。スタッフ間で確実に注意情報を共有し，家族にも理解を促しておかなければならない。

2) 咀嚼期関連

サツマイモ，ナスの輪切りや煮物を咀嚼せず丸飲みし，喉に詰まらせた事例が一般疾患の高齢患者や脳血管障害患者に発生していた。精神疾患患者でもカットした果物を咀嚼せず丸飲みし，喉に詰まらせた事例が複数例あがっていた。咀嚼機能の低下している患者には食物形態の調整が必要になる。舌と口蓋で押しつぶせて，ばらばらにならず食塊形成も容易な形態の食物を提供してもらうように栄養科と調整しなければならない。

3）嚥下期関連

●速すぎる食事介助のスピード

スタッフ・家族が介助時に患者の口に食物を運ぶスピードが速すぎて誤嚥した事例が，最も多く10例近くあがっていた。あとに仕事が控えていて忙しいから，あるいは元気をつけてほしいという家族の熱意から，食事介助のスピードが患者にとって速すぎてしまうことがある。咀嚼から咽頭への送り込みまでに時間がかかる患者では，誤嚥の重要要因となるため注意を要する。飲み込み（ごっくん）を確認して次を運ぶように介助する家族への指導も重要と思われる。

●食事介助中の中断で要介助患者が自力摂取

介助スタッフの多忙や人手不足で食事介助途中に中断した際に，食事介助を要する患者が自力摂取し誤嚥した事例が，高齢患者や脳血管障害後遺の患者などであがっていた。

●誤嚥しやすい姿勢

摂食時の姿勢に問題がある事例もあった。舌根沈下した発達遅滞児に，下顎挙上させて摂食させ誤嚥した事例がみられた。下顎挙上は気道を開放し，むしろ誤嚥しやすくなる体位である。また，臥床したままや側臥位で摂食させた際の誤嚥事例もみられた。一方，90度座位の事例も2例あった。

30度ぐらいのリクライニング姿勢が解剖学的に気道へ食物が流れ込みにくい，つまり誤嚥しにくい姿勢であるといわれている[3]。患者によってはベッド上90度がよい場合もあるかもしれないが，身体疾患をもっている患者には疲労感をもたらし，頸部や体幹によけいな力がかかって誤嚥しやすくなる可能性がある。頭部はリラックスできる枕を後ろにつけて，顎を少し前に引くような軽く前屈した姿勢がよいといわれている。

●摂食直後の臥位は逆流による誤嚥

摂食直後に臥位にさせたことで食物の逆流により誤嚥した事例もあり，摂食後最低30分は上体を起こしておくほうがよい。また，摂取後は口腔ケアを行う。口腔ケアは誤嚥性肺炎の予防ばかりでなく，味覚の向上，舌機能の改善にも役立つといわれている[4]。

●食材の性状による誤嚥：きざみ食や汁物に注意

食材の性状に関しては，汁物ときざみ食による誤嚥があがっていた。とくにきざみ食の誤嚥事例が目立っていた。「きざみ食」が嚥下障害患者の誤嚥防止に望ましい食事であると誤解されて，提供されていることは少なからずある。きざみ食はバラバラでパサパサして食塊をつくりにくく，喉に残りやすく，嚥下障害のある高齢者にはむしろ危険である[5]。嚥下障害患者に対する食事は，食塊としてまとまりやすく硬すぎず変形しやすいこと，液体と固形物のように質感の違うものが混在していないこと，軟らかくてなめらかなこと[6]が重要である。したがってきざみ食は嚥下障害患者に提供してはならない。

こうした食塊形成と喉ごしのよさを調理形態で可能に

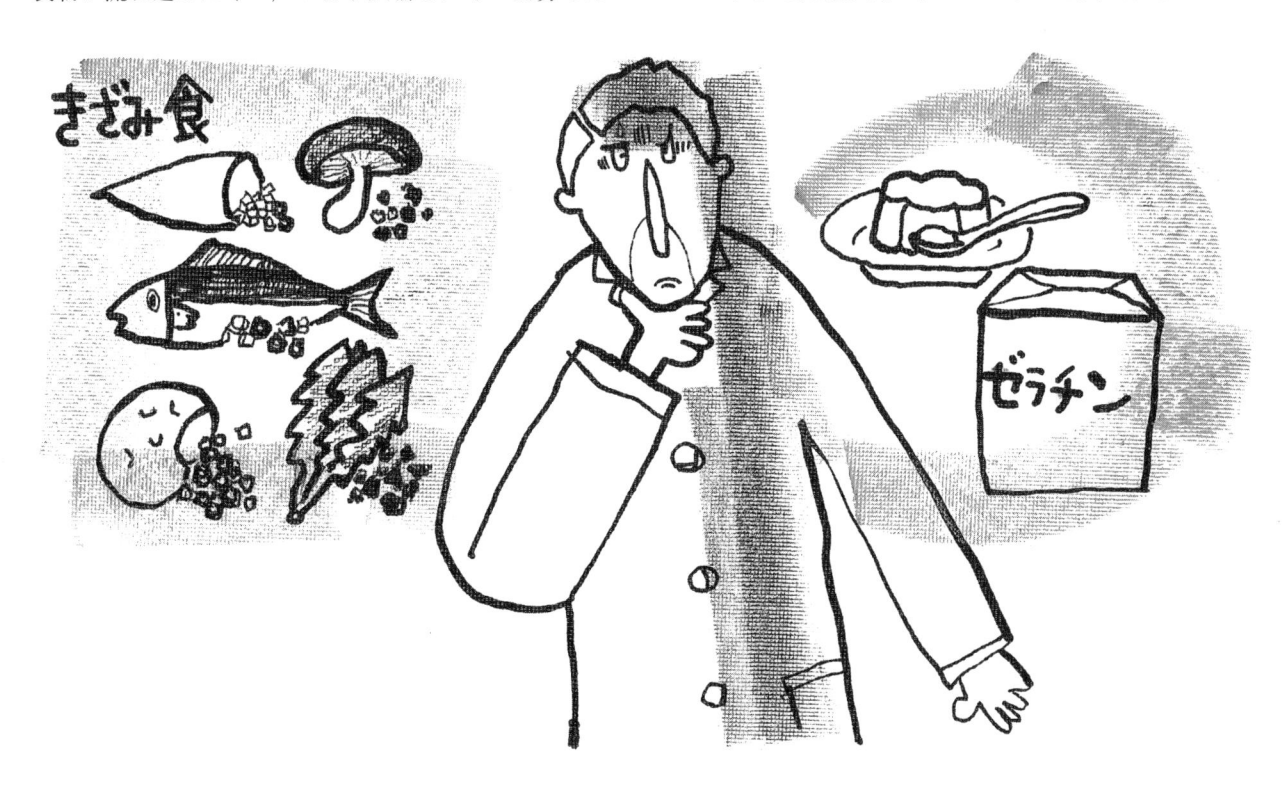

するためにゼラチンが使われる。ゼラチンゼリーは18℃で表面が融解開始し、ゾルとなり流動しやすくなる。他方、ゼリー内面はゲルであり変形する物性をもっている[7]。

● **粥に粉薬を混ぜるとまずい，食味へも配慮**

粥に粉薬を混ぜて与薬しようとして、誤嚥した事例も2例あがっていた。摂食意欲をそぐやり方である。患者がおいしいと感じてこその食事である。服薬させることを重視するあまり、粥に苦い粉薬を混ぜることは考えなおすべきである。食感のよいゼリーなどに混ぜて服薬させる方法[8]がある。

自力摂食患者の窒息・誤嚥

● **精神疾患患者に多い丸飲み**

患者の自力摂食患者事例においては食物の一部を誤嚥するよりも、むしろ丸飲みして窒息しかけた先行期や咀嚼期関連の事例が精神疾患患者に圧倒的に多かった。とくに一気に摂食したり、他患者の食物を盗食したときに職員にみつかるなどして、あわてて飲み込み窒息しかけた事例が多かった。

● **窒息を起こしやすい食材：パン**

喉に詰まった食材としてはパンが最も多く、固形物を丸飲みした窒息事例では、果物のカット（柑橘類、りんご、プラム）が多かった。一方、噛まずに飲み込み窒息する事例でも、パン事例が最も多く、そのほか、鶏・豚肉、かぼちゃ、饅頭、大福もち、寿司・赤飯、いも、こんにゃく、もちなどであった。

食材名が記載されていた事例に限定すれば、精神疾患患者の67事例中32例（48％）、一般疾患患者の25事例中8例（32％）、両者あわせて92事例中40例（43％）がパンによる窒息事例であった。パンは一気に摂食したり丸飲みする傾向のある患者に提供することは、大変危険であることがわかった。

窒息・誤嚥発生後の対応

誤嚥は、発生時の速やかな対応が生命予後に影響する。村松ら[9]は発生時の対応に関する調査の結果、指拭法と背部叩打法の組み合わせが一番多く、次に指拭法と誤嚥・窒息時の救命救急処置用として設置されている掃除機での吸引で、ハイムリッヒ法を実施した事例は少なかったと報告している。本対象事例においても同様に背部叩打事例が多く、一部に掃除機による吸引事例もあったが、ハイムリッヒ法はほとんど実施されていなかった。ハイムリッヒ法は力と技術を要するため、日ごろから訓練をしておく必要がある。

誤嚥防止にもっと関心を

収集した1万事例のなかで、事例整理の方法に最も悩んだのは誤嚥事例であった。なによりも報告における情報が乏しかった。食事介助時にどのような体位をとっていたのか、誤嚥しかけた食材の性状がどうだったのか、食事介助のスピードがどうであったのか、また患者の嚥下障害がどうであったかという、患者と発生状況双方からの情報が必要になるが、そういった情報が十分に記載されていた報告は非常に少なかった。したがって、多くの事例を分析からはずさざるを得なかった。

報告が多いにもかかわらず情報が乏しいということは、誤嚥防止に関する知識はもとより、正常な摂食・嚥下のメカニズムに対する理解も不足していることを示唆している。高齢患者にとって、経口摂取はQOLを保つうえで重要な要素である。また、療養上の世話の事例のうち、誤嚥は転倒・転落事例に次いで多い。誤嚥による肺炎は生命をも脅かす重要な疾患であり、その防止は転倒・転落防止ケアと並んで今後ますます重要になってくるはずである。そのためには、関心をもって学ばなければならない知識が多いと感じた。

さて、今回、事例整理の方法として、マトリックスの縦枠を摂食・嚥下のステージとした。摂食行為は嚥下運動に先立ち何をどのように食べるかを判断し、口腔まで適度な量の食物を運ぶ時期である先行期（認知期）と、食物を捕食し、咀嚼し、飲み下しやすい食塊を形成する時期としての咀嚼期（準備期）の2つの期が存在する。この2期をへて、いよいよ嚥下期となる。嚥下期は、食塊を保持し、口腔から咽頭へ送り込む随意運動の嚥下第1期（口腔期）、次に食塊を咽頭から食道へ送り込む不随意運動、反射運動である嚥下第2期（咽頭期）、そして食塊を食道から胃へ送り込む不随運動、蠕動運動である嚥下第3期（食道期）の3期に分けられている。

事例をこの摂食・嚥下のステージ「先行期」「咀嚼期」「嚥下期」に分けて、事例がどのステージの問題なのかを分類しようとした。事例のなかには咀嚼期か、嚥下期か区別できにくい事例もあったが、患者がどのステージの障害かを知ろうとすることは、適正な食事提供や食事介

助をするうえで重要である。参考文献1, 2)にはどのステージの障害かを評価するための観察ポイントが示されている。

転倒・転落防止は，最近多くの病院で患者のリスク評価に基づいて対策が実施されているが，誤嚥防止においても同様な方法論の確立が必要である。嚥下障害の評価に関しては，すでに実践している施設での方法が紹介されている。まだ実施されていない病院では，チームをつくってとりかかってほしい。対策に関しても，アイスマッサージや嚥下体操など有効方法を紹介している。口から食べるというのは，"生きる"ことの本質の1つである。できることがまだまだあるのにもかかわらず，知識不足や関心不足のために，安易に中心静脈栄養や経管栄養に踏み切ってしまっているのではないかと，自らも含めて反省することが多かった。

● 引用文献
1) 藤谷順子, 他：脳血管障害にみられる嚥下障害, 臨床リハ, 4(8)：713-720, 1995.
2) 岡田澄子：障害の状態に応じた摂食・嚥下リハビリテーション②認知障害, 藤島一郎, 藤谷順子編著：嚥下リハビリテーションと口腔ケア, pp 59-61, メヂカルフレンド社, 2001.
3) 藤島一郎：口から食べる嚥下障害Q&A, pp 88, 中央法規, 2002.
4) 藤島一郎：口から食べる嚥下障害Q&A, pp 209, 中央法規, 2002.
5) 藤島一郎：口から食べる嚥下障害Q&A, pp 114, 中央法規, 2002.
6) 田中靖代編：看護・介護のための摂食・嚥下リハビリ, pp 151-153, 日本看護協会出版会, 東京, 2000.
7) 金谷節子：老年者の嚥下障害がある人が食べられる食事, 歯界展望, 91(3)：637-638, 642-643, 1998.
8) 藤島一郎：口から食べる嚥下障害Q&A, pp 122, 中央法規, 2002.
9) 村松良紹, 他：誤嚥・窒息事故についての考察—過去5年間の事故報告書と事例をとおして—, 大阪中宮紀要, 8(8-11)：9-10, 1998.

● 参考文献
1) 藤島一郎：口から食べる嚥下障害Q&A, pp 178-180, 中央法規, 2002.
2) 田中靖代編：看護・介護のための摂食・嚥下リハビリ, pp 59-75, 日本看護協会出版会, 2000.
3) 聖隷三方原病院嚥下チーム著：嚥下障害ポケットマニュアル, 医歯薬出版, 2001.
4) 山田好秋：よくわかる摂食・嚥下のしくみ, 医歯薬出版, 1999.
5) 東京都老人医療センター編・折茂肇監修・名倉博史編：高齢者の摂食嚥下障害ケアマニュアル, メジカルビュー社, 1999.

II 療養上の世話におけるヒヤリ・ハット事象発生要因と対策

5 異食・誤飲

　異食とは食物以外のものを摂食する行為であり，誤飲とは食物以外のものを誤って飲み込むことをいう。今回の事例はほとんどが前者を想定させる事例であるが，一部に両者の判断がつかない事例もあり，「異食・誤飲」事例とした。摂食したものの内容で整理した（別表：「異食・誤飲発生要因表」）。事例数は29事例であった。

異食・誤飲の内容と患者疾病

●医療関連物品の摂食―ナースステーション内待機中も注意

　医療関連のものとしては，医薬品では他患者に塗布中あるいはオーバーテーブル上においてあった軟膏の異食事例が精神疾患患者でみられた。また，肝性脳症の患者が内服薬をヒートシールごと服用した，あるいは坐薬を誤飲したケースがみられた。一方，認知症患者が吸引チューブ用の消毒液を飲用した事例，せん妄患者をナースステーションに連れてきて，わずかに目を離した際に修正液を飲用した事例などがみられた。認知症や不穏患者をナースステーションで待機させることが時にあるが，注意しなければならない。

●トイレ・浴室物品の摂食―トイレまわりの危険物に注意

　トイレ・浴室・洗面所関連のものとして，消臭剤・芳香剤の異食事例も精神疾患・認知症患者で数例みられた。石鹸，洗剤，食器用洗剤の異食事例でいずれも認知症患者であった。そのほか，化粧品，ポリデントを異食する事例もあがっていた。認知症患者の介護に慣れた福祉施設ではこうした物品の管理には気を遣っているが，急性期の一般病棟での管理は十分とはいえない。認知症

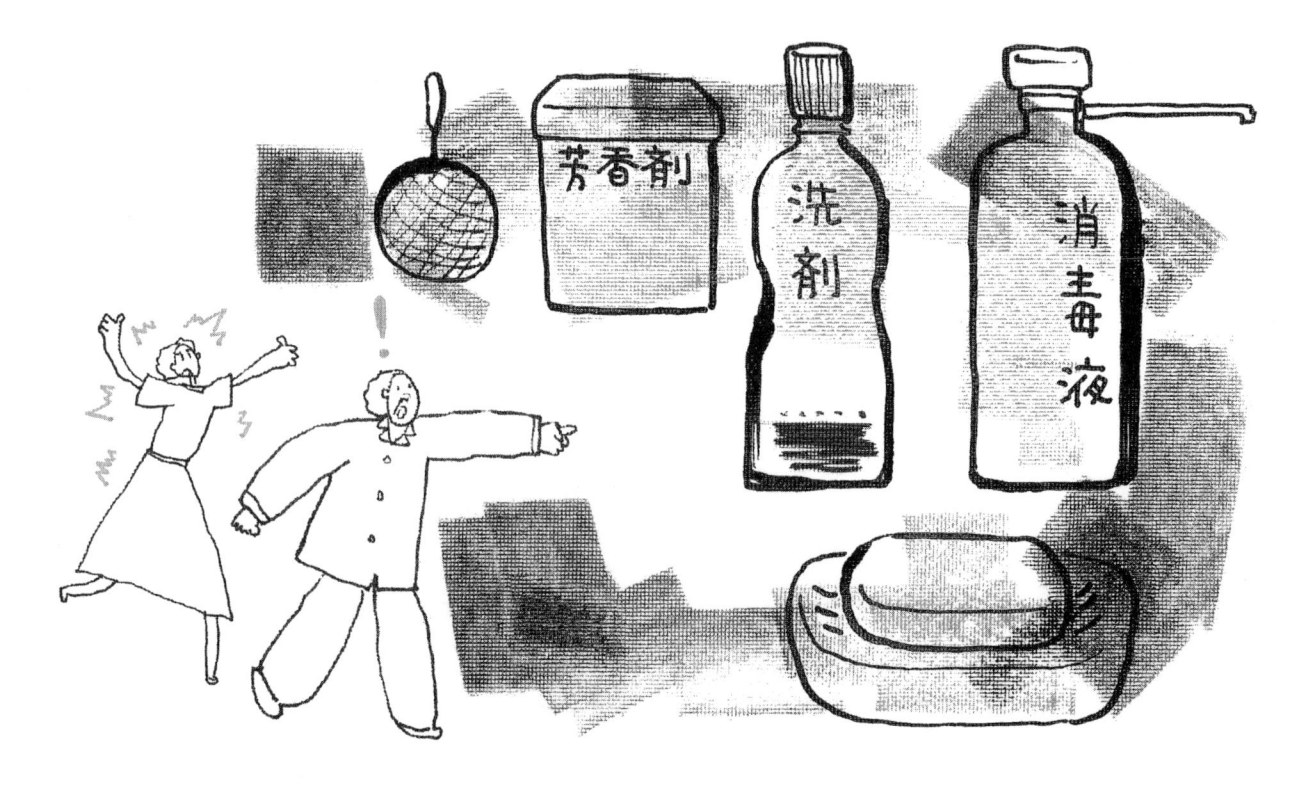

患者が急性疾患を合併すれば，一般病棟に入院する。回復期に行動範囲が拡大すると，危険な異食が起こりうる。とくにトイレ用物品や消毒液は，石油系製品やアルカリ性製品などの危険な物品も多い。こうした危険物品は必ず目の届かない，開きにくい収納ケース内に管理しておかなければならない。

● **患者持ち物を摂食—袋ごと菓子を渡さないよう家族へも注意**

患者物品としては，ティッシュペーパーの箱，ふりかけのビニール小袋や牛乳パック，肉まんの底の紙など，紙類を食した事例が認知症患者にみられた。また，菓子袋のなかの乾燥剤を食した事例などもあり，袋ごとおやつを渡さないことである。家族にも注意を促しておく必要がある。そのほか，プレイルームの壁の飾り紙，セロハンテープを摂食したものが精神遅滞の小児患者で報告されていた。

異食の発見時の対応

● **飲み込みを防ぐ**

認知症患者の異食を発見したときは，あわてて大声を出したり抑制したりすると，口を固く閉じて攻撃的になったり，拒否反応を示すことがある。また，びっくりしてかえって飲み込んでしまうこともある。したがって，異食を発見したときは，おだやかに落ち着いた声で，たとえば「それは食べられない物ですから，こちらを召し上がってください」というように好物と交換するといった工夫をして飲み込むのを防ぐとよい[1]。

また，発熱，下痢，嘔吐などの身体症状の原因が異食の可能性があることも意識しておく。

● **石油製品，酸・アルカリ製品の強制嘔吐は危険**

危険物質を食べたり，飲んだりしたときは原則として喉の奥を指で刺激して嘔吐させるが，意識混濁があるときは無理に吐かせようとすると，窒息を起こしたり，吐物が器管に入り肺炎の原因になったりする。また，石油製品や酸性・アルカリ性の強い製品は吐かせてはいけない。石油製品(灯油・シンナー・ベンジンなど)などは吐かせると，誤嚥して肺炎を引き起こす危険がある。また，酸性・アルカリ性の強い製品(トイレ用洗剤，漂白剤など)を吐かせることにより，再度食道粘膜を損傷させる[1]ことにもなる。

● 引用文献

1) 奥宮暁子・後閑容子・坂田三允編：痴呆様症状のある人の在宅ケア，pp70-71，中央法規，2001．

II 療養上の世話におけるヒヤリ・ハット事象発生要因と対策

6 入浴

　全事例中，入浴に関する事例は計180事例(1.6％)を占めていた。そのうち，分析可能な108事例を，ヒヤリ・ハット事象の内容で5種類「転倒・転落」「急変」「溺水」「熱傷」「そのほか」に分け，また，患者の疾病別に4グループ(中枢神経・筋疾患，そのほかの一般疾患，精神疾患，疾患名不詳)にして，5×4＝20のマトリックスを作成し，マトリックスごとに発生状況と要因を整理した(別表：「入浴中のヒヤリ・ハット発生要因マップ」)。

ヒヤリ・ハット事象別発生要因

■ 転倒・転落

● 片麻痺患者からのわずかな目の離し

　中枢神経，筋疾患の患者の事例としては，片麻痺患者の事例が19例中10例(53％)と最も多かった。

　介助者にからむ要因としては，片麻痺患者のシャワー浴介助中に少しなら離れても大丈夫と，あるいは椅子に座らせ身体を洗いながら洗面用具を取るために，わずかに目を離したすきに転倒した事例が3例あがっていた。2名で介助中に，1名が他患者に呼ばれるなどで手を離した際に，1名では支えきれなかった事例もあがっていた。介助者1名では常時観察するのは困難である。片麻痺などで自力座位困難な患者には2名での入浴介助は必須である。

● 片麻痺患者の立位，歩行時のバランスくずし

　片手で手すりにつかまっていた片麻痺患者が，自分で石鹸を取ろうと手を離し倒れそうになった事例や，殿部を洗う際に立ってもらっていた患者が転倒しかけた事例や，手すりを持ち浴室内を歩行中の患者が転倒しかけた事例が複数あがっていた。立位からの転倒は衝撃も大きく骨折などの事故につながりやすい。介助が必要な患者の立位での洗体は危険である。

● 石鹸と濡れた床は介助者にとって不利な状況

　浴室では，転倒しそうになった患者を介助者が支えようとしても，石鹸による手の滑りや床の滑りで支えきれなかった事例が多かった。また，患者を1人で抱きかかえたときに濡れた床で足が滑り，介助者ともに転倒した事例もあった。浴室特有の不利な状況を介助者は認識し，介助力に余裕をもたせておかなければならない。

● ストレッチャー移乗時やストレッチャー上での側臥位脱衣の危険

　機械浴の事例としては，ストレッチャー移乗時の転落事例が数例あがっていた。介助者が移乗技術に不慣れであったことや，ストレッチャーのストッパーが不十分であったなどの要因がからんでいた。また，寝たきり患者をストレッチャー上で側臥位にして脱衣させようとしたときに，ストレッチャーの幅が狭いため転落しそうになった事例があがっていた。

● ストレッチャー上での不随運動や予期せぬ体動

　機械浴では，ストレッチャー上での患者の不随運動が要因となった事例もあった。頸髄損傷の緊張で全身が硬直する患者で，看護師が下肢のビクつきを軽く押さえたところ，反動で上体が担架から滑り落ちた事例，外転枕を使用しリフトにてシャワー浴，側臥位の患者が前方のシャワーのホースを引き寄せたためにバランスを崩してリフトからずり落ちそうになった事例があがっていた。

● 抗精神病薬によるふらつき，浴槽への出入り時や着衣の片足立ち時が危険

　精神疾患患者においては，抗精神病薬でふらつきのある患者を支えきれず転倒した事例が複数例あがっていた。また，浴槽への出入り時や入浴後の着衣時の片足立ちでの転倒事例もあった。そのほか，入浴用椅子での座位の不安定によるものは上記と同様であった。

　そのほか，中枢神経・筋疾患以外の一般疾患患者で

も，介助者がわずかに目を離したときや患者を抱きかかえたときの介助者の足の滑り，浴槽から患者が1人で上がるときの転倒，手すりにつかまりながら椅子に座ろうとして転倒した事例，1人でシャワー浴可能な患者がいつもと違う場所にあった洗面器を取ろうとしてシャワー用車椅子より転落した事例があがっていた。また，ハードウェアの要因としては，脱衣場の床の滑りや，すのこの滑りで転倒した事例，浴室内の段差による事例があがっていた。

■ 急変

● 急変の予見可能な患者へは複数で介助

患者疾病として，脳血管障害後遺の2事例と糖尿病合併の認知症の1事例の急変があがっていた。1名は片麻痺，抗けいれん剤を内服している患者でリフトバスで入浴中にけいれん発作が起きた事例で，もう1例は，「ちょっと変」との自覚症状はあったもののバイタルサインには問題がなかった脳梗塞患者が呼吸停止した事例で，介助者が1名のときに発生していた。また，糖尿病・認知症患者が初めての入浴で湯船のなかでのぼせて失神けいれんを起こした事例などがあった。中枢性疾患，循環器疾患などで意識消失やけいれんを起こす疾患の患者では入浴中の急変は予見しうる。発生後の対応を考えれば1名での介助は危険である。

● 高齢者の急変予見は不可能，急変に備えた整備が必要

上記のような疾患をもたない患者であっても，一般に高齢者では予測できない急変が起こりうる。起きた際に速やかに応援を呼ぶことが可能か否かのチェックが必要である。当然，酸素吸入などの整備も必要になる。

■ 溺水

● 浴槽内での座位，浮力によるバランスのくずれに注意

疾患にかかわらず溺水事例で共通した要因としてあがっていたのは，浮力で浴槽内の座位保持が不安定になりバランスをくずしたことである。浴槽で手すりにつかまり正座をしていても，体重が軽く躯幹の筋力が低下していれば，浮力に抗しきれない。

● 浴槽への出入り時，浴槽内への転倒は溺水の危険

浴槽への出入り時に浴槽内に転倒して溺れそうになった事例があがっていた。自力で立位不能な患者を浴槽から出す際，患者の全体重を任せられ逆に引っ張られて溺れそうになった事例，患者が浴槽に入る際に足を踏みはずし飛び込み状態となり溺れそうになった事例があった。

● 浴槽内の眠気やのぼせに注意

浴槽内での眠気や気分不良による溺水にも注意を要す

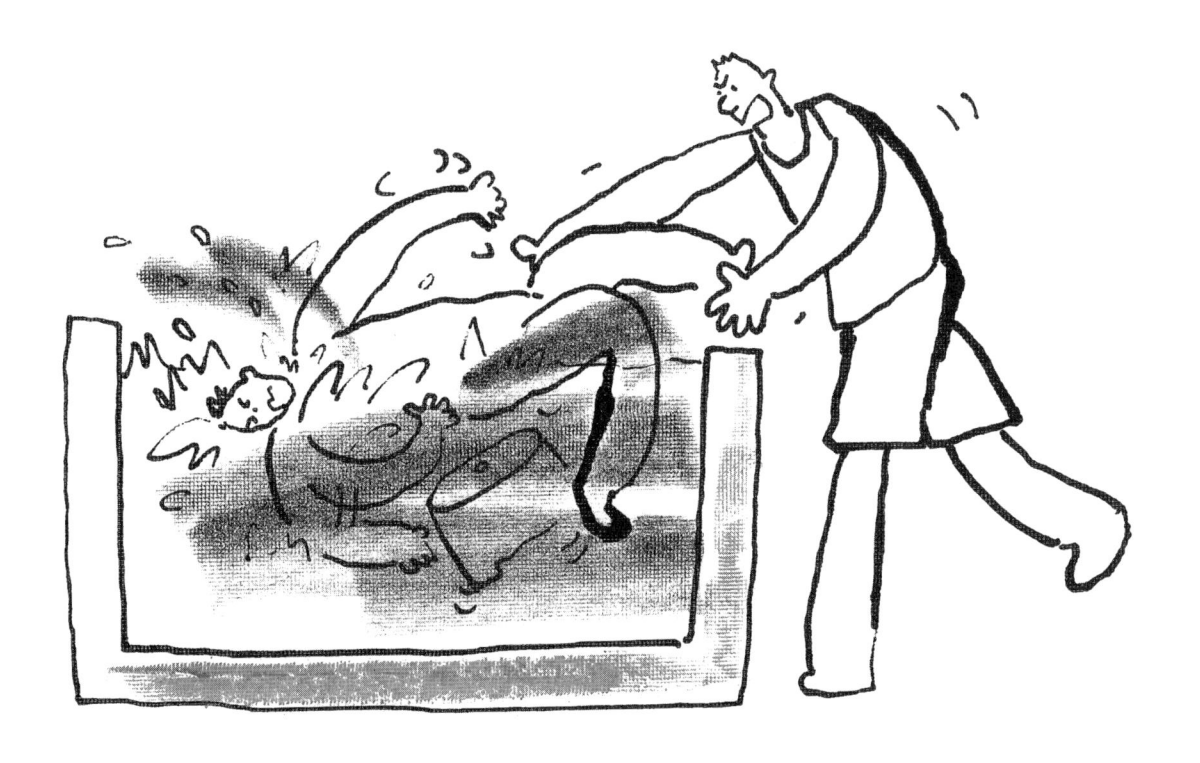

る。発達遅滞児や認知症患者が浴槽内で寝てしまい，溺れそうになった事例，肺疾患で筋力低下の患者がのぼせて意識もうろうとなり湯船のなかで倒れた事例があがっていた。浴槽の深さにも注意をしておかなければならない。

● エレベーターバス・固定に注意

機械浴では固定不良によるエレベーターバスのストレッチャーからのずり落ちに注意しなければならない。固定ベルトの2つのうち1つしかはめていなかった事例があがっていた。

■ 熱傷

● 知覚障害患者の自力シャワーは危険

知覚麻痺や知覚障害を有する糖尿病患者などで要注意である。とくに知覚麻痺患者が自力でシャワーを使ったときの事例が2事例あがっていた。

頸髄損傷患者が自力で湯を出したままでシャワーのヘッド部分を鼠径部に置きっぱなしにしていた事例，下半身麻痺患者が自分でシャワー浴をしていて高温の湯をかけた事例，糖尿病で両下肢にしびれのある患者の事例があがっていた。

● 患者が浴槽内にいるときの熱湯供給は要注意

患者が浴槽内にいるときに，湯を足すのは危険である。湯を足していたところ，いつの間にか湯温が上がっていた事例や，患者が座位を保持できず熱湯が出ているところに近づき熱傷となった事例，4か所同時に湯を出していて1か所止めた際に，湯温度が上昇した事例があがっていた。

● 入浴直前と介助中断後の再開時には必ず湯温度を確認

直前の湯温度確認を怠った事例もある。湯を張るときに温度を確認したが，入浴時に湯温度を確かめなかったために熱傷になりかけた事例があった。湯の出しはじめと入浴時では湯温が変化する可能性があり，たとえ温度を設定していても，入浴直前に湯温度の再確認は当然のルールである。

また，患者が温度設定を変えたり，湯・水操作を間違える可能性もある。数名介助したところで電話のため離れ，再開したら高温になっていた事例があった。これは隣の患者が高温のほうに動かしていた事例であった。再開時にも温度確認が必要である。

■ そのほか

エレベーターバスでストレッチャーを浴槽に入れる際，ストレッチャー本体と浴槽の間に足や手がはさまる事例があがっていた。

入浴中の事故防止対策

● 看護要因と環境・ハードウェア要因と対策

4種類のヒヤリ・ハット事象の発生要因として，看護要因と環境・ハードウェア要因の2群に分けて整理し，対策を検討した（表1）。

● 浴室の不利な条件を考慮した入浴業務マネジメント

転倒という事象1つをとっても，浴室という環境の特性から浴室外の転倒と異なる発生要因が存在する。浴室は易転倒性を有する患者にとって床の滑りという不利な環境上の条件が存在する。また，介助者にとっても石鹸による滑りという不利な条件が存在する。すなわち，より転倒しやすい環境といったんバランスをくずしかけると容易には支えられない条件が存在し，浴室以外での転倒防止より困難ともいえる。

したがって，その不利な条件を考慮した適切な介助力を配した入浴業務を行わなければならない。要介助患者数と介助者数のバランスを考えた入浴業務のマネジメントが求められる。

● 機械浴における危険特性を考慮

介助下での入浴であっても，通常の形での入浴とエレベーターバスなど機械を使う入浴とでは要因が異なることがわかった。とくにストレッチャーにて浴槽内に沈めていく機械浴は，患者は恐怖から予期せぬ体動や不随運動が生じ浴槽内への転落の可能性がある。固定ベルトを確実に装着しなければならないし，不安を軽減するような配慮も必要である。

● 入浴中の転倒と溺水は同じメカニズム：浮力に抗して安定な座位を維持する固定の必要性

入浴中の転倒と溺水は同じメカニズムで発生していることがわかった。浴槽以外で患者がバランスを失い転んで，浴室の床で打撲したり，骨折したりすると転倒事故となる。一方，浴槽内でバランスを失うと水による干渉でこうした衝撃による傷害は起こりにくい。そのかわりに容易に体勢を立て直せなかった場合，溺水事故に発展する。

事例では，浴槽内で自力座位をとらせた後に介助者が

表1　入浴介助中の4種のトラブル・エラーの注意と対策

	介助中の注意	ハードウエア・環境の注意	対策
転倒・転落	1）普通入浴 ・片麻痺患者に介助中のわずかな目の離しも注意 ・片麻痺患者に立位での洗体は要注意 ・麻痺や筋力低下の患者を1人の介助者で抱きかかえるのは，濡れた床の足の滑りで危険 ・バランスを崩した患者の支えには，石鹸による滑りで1人の介助者では困難 ・浴槽出入り時は，高低差と片足立ちでの乗り越えのため転倒の危険性大 ・ふらつきのある患者に入浴後の立位での拭きや着衣は要注意 2）機械浴患者 ・ストレッチャーへ(から)の移乗時と側臥位での脱衣に注意 ・ストレッチャー上での患者の不随運動，予期せぬ体動による転落に注意	・自力座位不安定者の浴室での椅子使用は転倒危険 ・浴室内・脱衣場での滑りと段差は危険 ・ストレッチャー上では安全ベルトの確実な装着のチェック	・要介助者対介助人員とのバランス（1：2での介助）：入浴業務のマネジメントの必要性 ・浴室内の椅子の改善 ・浴室・脱衣場の滑り止めや段差の解消
急変	・意識消失性疾患，血管疾患の患者に注意 ・高齢者は予測できないことが多い 　（むしろ，急変時対応の整備が重要）		・酸素吸入など必要物品整備
溺水	・片麻痺や筋力低下，ふらつき患者の浴槽内での自力座位は，浮力に抗しきれず溺水の危険 ・浴槽出入り時の浴槽内での転倒は溺水の危険性あり ・意識消失性疾患への目の離しは注意		・浴槽内座位には固定用具の必要性
熱傷	・知覚障害患者にシャワー扱いを任せるのは危険 ・患者入浴中の熱湯の同時供給は危険 ・温度設定に頼らない自らの湯温度確認の必要性あり		・取り扱いエラーを考慮した温度設定の安全設計

目を離したところ，患者がバランスを失い溺れそうになった事例が数例報告されていた。日常生活で自力座位可能であっても，浴槽内では浮力がある。浮力に抗する体幹の筋力がなければ，容易にバランスを失う。したがってもし，目を離さざるを得ないのならば，浴槽内での安定した座位を確保するためのシートベルトなどのような固定が必要である。

● **知覚障害患者は熱傷に注意**

熱傷に関しては，知覚障害のある患者(脳血管障害や脊髄損傷による知覚麻痺や糖尿病など末梢神経障害患者)にシャワーの扱いを任せることは危険である。また，熱い湯を浴槽内に同時供給しながらの入浴も同様である。

II 療養上の世話におけるヒヤリ・ハット事象発生要因と対策

7 熱傷・凍傷

58例中分析可能な熱傷(入浴中以外)・凍傷に関する35事例を,看護ケア用具関連と治療・モニター器具関連に分け,発生状況・要因を整理した(別表:「熱傷・凍傷発生要因マップ」)。

熱傷

ほとんどは看護用具関連の熱傷であって,治療器具関連の事例は少なかった。

■ 看護ケア用具関連

● オーバーテーブル上の湯茶

湯茶関連としては,テーブルへそのまま配茶した際に茶が大腿部にかかった,あるいはオーバーテーブルを動かそうとして,テーブル上の茶が患者の腹部にこぼれて熱傷となった事例があった。オーバーテーブル上に直接熱い茶の入った湯のみを置くことは危険である。

● 知覚・意識障害,認知症,コミュニケーションできない患者への保温・加温用具使用

保温用具のホットパックや温タオル,温枕に関しては,それらを覆うタオルの薄さによる熱傷事例のほかに,温タオルやホットパックが,認知症患者や知覚鈍麻患者やコミュニケーションできない患者に直接あたって熱傷になった事例が多数あがっていた。ギャッジアップの際にホットパックがタオルから出たり,巻きつけていたバスタオルからビニール袋に入れていた温タオルが出

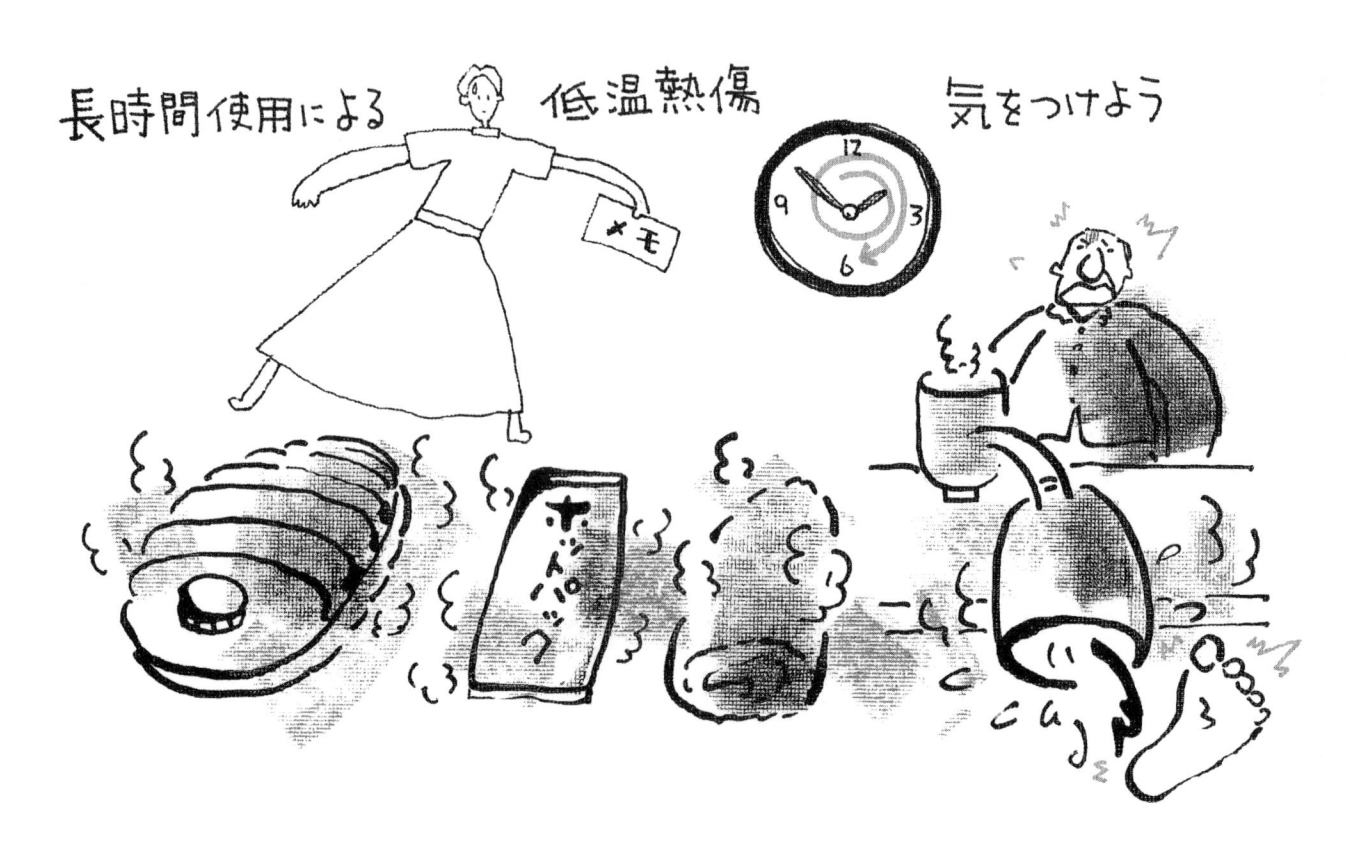

たり，背部清拭中足元にあった温タオルがあたったり，保清時，患者の体を動かしたときにベッド上に置いた蒸しタオルにあたったりして熱傷となった事例が複数あった。こうした患者に保温・加温用具を使用する場合にはとくに注意を要する。

湯タンポ事例も多かった。栓とゴムの間の亀裂，栓がきちんと閉まっていなかったための湯の漏れ，悪寒患者に足元から離して挿入した湯タンポの上に患者が足をのせたり，患者が巻いていたバスタオルをはずし湯たんぽを直接身体にあて熱傷の事例があがっていた。また，電気保温器による低温熱傷の事例も多かった。

脳血管障害，脊髄損傷による知覚障害，糖尿病など全身疾患に伴う末梢神経障害の患者や，意識障害，意思疎通ができない患者，高齢患者への温熱機器の扱いには十分な注意が必要である。とくに，長時間使用による低温熱傷は気づかないうちに深部にいたる熱傷となるため，保温器具の使用のメモをベッドサイドに貼り，忘れないようにしておく。

● 温風トイレに注意

トイレの乾燥用温風が「高」になったまま，あるいは患者が高温にセットしたために殿部に熱傷を生じた事例も数例あがっていた。スイッチを高温に動かせないようにしておく必要がある。

● 感染症患者の手浴・足浴時にゴム手袋の使用に注意

クロイツフェルト・ヤコブ病の患者を手浴，足浴させる際にゴム手袋着用のままで，湯温がわからず熱傷となった事例があり，感染症患者への手浴，足浴の際は注意を要する。

また，病棟廊下の加温器の蒸気に患者が触れた熱傷事例もあり，置き場所にも注意を要する。

■ 治療用具関連

● 光線治療とパルスオキシメータのプローブ

治療・モニター器具関連事例としては，光線治療で近接したことによる熱傷が2例と，酸素飽和度測定のプローブで新生児の手指に発赤が生じた事例があがっていた。この事例では詳細は不明であるが，プローブによる熱傷としてはA社のパルスオキシメータの本体にB社のパルスオキシメータのプローブを接続するとプローブで高熱が発生し，装着部位に熱傷事故を起こすことがある[1]。パルスオキシメータを使用する際は本体とプローブが同一メーカー製であることを確認しておく。

凍傷

■ 看護ケア用具関連

● 意識のない患者へクーリング用具の使用時に注意

看護ケア用具では，アイスノンを包むタオルのずれや薄さによる凍傷があがっていた。「子宮収縮をよくするために子宮底(腹部)にアイスノンを布で包み載せたが，布がずれ凍傷」「アイスノンにタオルを1枚巻き腋窩クーリングを行ったが，凍傷」という事例があった。熱傷同様，意識のない患者には注意を要する。

■ 治療用具関連

● 冷凍療法

治療器具としては，液体窒素による冷凍療法時，防水シーツに液体窒素が溜まって凍傷を起こしかけた事例があがっていた。

● 引用文献

1) 古垣達也：パルスオキシメータ(小野哲章，渡辺敏編：JJNスペシャル No.63 ナースのための新ME機器マニュアル，p33)，医学書院，1999.

II 療養上の世話におけるヒヤリ・ハット事象発生要因と対策

8 自殺・自傷

　自殺(企図)・自傷の防止は、いかに危険性を予測し、時期を逃さず適切に精神科的介入を講じるかということである。介入が効を奏すまでは、自殺・自傷の手段となりうるものを環境から排除することは看護管理上重要となる。したがって、どのような患者がどのような手段を用いるかについて看護側も知っておかなければならない。

　報告事例219例中分析可能な155事例を、自殺(企図を含む)・自傷(以下、「自殺・自傷」と略)の手段を4群「縊首」「投身」「動脈切断」「そのほか」と患者の疾病グループ4群(うつ病以外の精神疾患、うつ病、がん、がん以外の一般疾患)、すなわち、4×4＝16のマトリックスに分け、発生状況を整理した。

　さらに、危険性を予測するためにどのような患者の言動、変化、状況に注意すべきかということも知っておきたい。そこで、自殺・自傷の危険性を疑わせた患者の言動や変化について体験者の事後の振り返りが記載されていた事例では、その内容を抽出した(別表:「自殺(企図)・自傷発生状況マップ」)。

自殺・自傷の手段と患者疾病からみた事例数割合(表1)

　疾病群から手段をみてみると、うつ病患者では17/24事例(73％)が縊首であった。がん、およびそのほかの一般疾患は投身が最も多く約半数を占め、それに次ぐ縊首とで7割前後を占めていた。うつ病以外の精神疾患では縊首が4割と最も多かったが、他の3群と比べてさまざまな手段をとっていた。全事例の4割が縊首、3割が投身であった。

表1　疾病群別自殺(企図)・自傷手段の事例数(上段)と割合(下段)

	1. うつ病以外の精神疾患	2. うつ病	3. がん	4. がん以外の一般疾患	合計
A. 縊首	29	17	8	12	66
	19%	11%	5%	8%	43%
B. 投身	18	4	9	19	50
	12%	3%	6%	12%	32%
C. 動脈切断	9	1	4	5	19
	6%	1%	3%	3%	12%
D. その他	13	2	0	5	20
	8%	1%	0%	3%	13%
合計	69	24	21	41	155
	45%	15%	14%	26%	100%

自殺・自傷患者の疾病名

● 一般疾患ではがん患者に多い

　自殺は単一の要因だけで生じるわけではなく、さまざまな要因が相互に関連しあって自殺傾向が形成され、そこに直接動機が加わって自殺行動が生じるといわれている。一般病棟の入院患者においては、疾病の苦痛や予後への悲嘆、および2次的に合併したうつ状態は自殺傾性の主たる要因であろう。そこで疾患名でみてみると、一般疾患患者62名中、がんが約1/3を占めていた。そして、がん患者の約3/4は、ターミナル期、あるいは遠隔転移がある患者で、根治への希望を断たれた患者であった。転移を告知された直後に実行した事例も2例あった。がん患者の自殺44事例について調査した田中ら[1]は、がん診断後の期間で2つの自殺ピークを指摘している。それは、診断後3～5か月の大ピークと、36～41か月の間の小さなピークである。前者は初回入院の退院後

に病院外で自殺をした事例が多く，後者は再発による再入院中に病院で自殺していたと述べていたが，本対象事例でも後者の事例がほとんどであった。身体機能が悪化していくがん患者の約8割が重度の抑うつ症状を有していたという報告[2]もあり，がん患者の診療・看護，および家族の支援において重い課題である。自らの経験からいえば，あまりにデリケートな問題であるだけに，患者の希死念慮に正面から向かい合うのをあえて避けているというのが現実ではないだろうか。精神科医の積極的な介入や抗うつ剤の投与，そのほか，何が望ましい対応かということに画一的な答えはないであろうが，事例からの学びを積み重ねていかなければならない。

● がん以外の患者の疾患名

がん以外の疾患では最多は病名記載はなかったが整形疾患であった。そのほかの疾患としては，腎不全，肝不全，慢性呼吸不全など臓器不全の患者や自己免疫疾患，長期入院中の肺結核，ネフローゼ，頸椎損傷という長期療養の患者も多かった。また，術後の事例も複数例みられ，術後のうつ状態にも注意しておかなければならない。しかし，一方では，高血圧，胆石，がんノイローゼの前立腺肥大など，重症疾患とはいえない患者もおり，適切なサポートがあれば防ぎ得た事例とも思われた。

うつ病以外の精神疾患患者ではほとんどが統合失調症であったが，心因反応や人格障害，アルコール中毒の患者も少数存在した。

事例における自殺・自傷の具体的方法

■ 縊首

● 具体的手段の取り除きは困難？

縊首に関しては精神疾患，一般疾患を問わず，腰ヒモやベルトのほかに，手ぬぐい・タオル，パジャマのズボン，ストッキングなど，またシーツなどの寝具類も使っていた。医療用具としては，ナースコールのコード，抑制帯，点滴ライン・医療用チューブ，リハビリから貸し出された筋力アップのためのチューブを用いた事例があがっていた。そのほか，テレビやトイレの便座暖め用の電気コードなどがあった。多かったのはヒモ類，医療用具ではナースコールのコードが多かった。自殺・自傷の危険性を予見できれば，手段の危険物を封じる環境対策が重要であるが，環境からこうした物品をすべて取り除くことは困難とも思われた。

● 高いところとは限らない実行場所

実行場所について記載のあった事例を疾患にかかわりなくあげると，病室内では，カーテンレール，カーテン用フック，梁，空調，天窓のレバー，窓サッシの止め金，窓柵・鉄格子，ベッド柵，天井の点滴フック，点滴台，入り口のドアの取手，観察室ドアの開閉調節用金具などであった。必ずしも高いところとは限らなかった。とくに，一般疾患患者では高いところへかけた事例は少なかった。少なくとも危険性を予測しうる患者を緊急的に入室させる保護観察室では，こういった物を排除した環境が求められる。

病室以外では，トイレの窓の格子，手すり，天井の配管の曲がりがあり，食堂の蒸気の排管などを使った事例も報告されていた。

■ 投身

● スタッフの一瞬のすきをねらう精神疾患患者

精神疾患患者の院内での投身事例では，その危険性を予測して厳重注意をしていても，職員の業務のすきを見計らって実行(しようと)した事例が複数例報告されていた。たとえば，「病棟廊下の非常出口を職員が作業のため扉を開けた際，外へ飛び出しベランダを乗り越え……」「観察室へ入室させ施錠していたがトイレのため開錠したとき，付き添いの看護師が他患者に対応していたすきにすり抜け……」「布団を干したいので手伝ってほしいと患者から言われ，一緒に布団を干していたときに……」など，相当の注意をもってしても防止は困難ではないかと思われた。

一方，院外実行の事例としては，レクリエーションや外泊中の事例なども報告されており，危険性予測と外部活動の観点から再検討しなければならない事例もみられた。

がんやそのほかの一般疾患患者の事例のほとんどは，病室の窓やベランダからの事例であったが，精神疾患患者の事例のように業務のすきをねらったような記載はなく，スタッフ側も警戒心が希薄な印象を受けた。

■ 動脈切断

● カミソリ，はさみ，果物ナイフの使用が具体的方法

精神疾患患者では切断手段はカミソリ，はさみとナースステーションで預かっていた果物ナイフ，そのほか缶詰のふたや台風後のガラス破片で実行した事例もあっ

がん，そのほかの一般疾患では果物ナイフが10例中6例と最も多く，カミソリ3例，はさみが1例であった。果物ナイフを持たせていたことを考えると，自殺企図に対する警戒心は乏しかったと思われる。

● 7割がリストカット

20例中14例70％が手首の橈骨動脈を切断しようとしたものであるが，ほかでは大腿，頸部，腹部，上腕などがみられた。

■ そのほか

● 精神疾患患者の多種多彩な方法

精神疾患患者は多種多彩な方法を用いていた。物品庫のなかのクレゾール，自ら購入した洗剤（ハイター）の服毒，自分で持っていた薬剤の大量服用，ガラスへの突っ込み，保護室のコンクリートへの突っ込み，保護室の洗面器の水に顔をつけビニール袋を頭からすっぽりかぶり窒息しようとしたもの，口・鼻へトイレットペーパーを詰めたり，ホールのライターで自分の頭に火をつける，乾電池の飲み込みなど想像を絶する手段の事例が報告されていた。

一般疾患では，透析患者が外泊中に外シャントチューブの接合部をはずした事例もみられた。

自殺・自傷の予見の参考となる言動・病態・状況

体験者の事後の考察から，自殺・自傷を予見する際の参考となる記載を拾った（表2）。記載事例は155事例中，66事例で約4割と少なかったが，そのなかで悲観的言動が2割，いつもと違う感じという印象が12％，不安を増強する状況の存在26％（うち半数が長期入院患者が退院予定・社会復帰に向けて準備中など，退院に対する強い不安があった），不安定な病状が33％（うち半数が興奮・不穏・不安・妄想の強さをあげていた）に認められた。また，強い不眠の訴えも6％があげていた。

神谷ら[3]は，希死念慮を示す言動として，「死んでしまいたい」「生きていてもしかたがない」の否定的表現や「ありがとう」「さようなら」などの別れの言葉，抑うつ感の軽減などの気分変化，アクセサリーなどの高価な物や大切にしていた物を他者にゆずっている，今まで話しかけてこなかった患者が急に話しかけてくる，高所を見上げる，高所より下をのぞき込んでいるなどの行動，不眠，「自分を傷つけろ」「死ね」などの命令的な幻聴や追

表2 体験者の事後の考察から自殺・自傷予見の参考となる情報

	事例数（％）
1. 悲観的言動	14（21.2）
死にたい，生きていてもしようがない，家に帰れないなら死ぬ，死ぬしかない，死んだほうがまし，などという悲観的言動	
2. 別れの挨拶	1（ 1.5）
3. 看護師のいつもと違う感じという印象	8（12.1）
なんとなくいつもと違う感じ，ふと，なんとなく気になった（当日の巡回時など）	
4. 不安を増強する状況の存在	17（27.5）
長期入院患者が退院予定・社会復帰に向けて準備中，退院に対する強い不安	9（13.6）
離婚，家族の死	2（ 3.0）
家庭問題での悩み	2（ 3.0）
転棟，転院	2（ 3.0）
がんで手術不能や転移の告知	2（ 3.0）
5. 不安定な病状や病態	22（33.3）
病状不安定（興奮，不穏，不安が強い，妄想，）で気をつけていた	10（15.2）
希死念慮強く，自傷入院1日目，数日前に自殺企図	3（ 4.5）
不眠の訴え強く，不眠でしばしば詰め所にやってきていた	4（ 6.1）
当日の異常行動，拒食，問題行動の継続	3（ 4.5）
術後の興奮で多弁，麻薬の副作用による幻覚など	2（ 3.0）
6. 入院拒否	4（ 6.1）
入院を納得せず，家に帰りたがる	
7. その他	6（ 9.1）

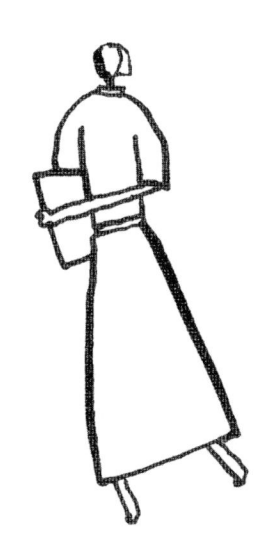

記載のあった66事例中（重複あり）

跡・貧困・心気・罪業妄想などを指摘し，とくに幻覚・妄想に不眠の苦しみが加わると自殺・自傷の危険性が増すので注意が必要と述べている。本対象事例でもおおむね同様な言動や病態が存在していた。

ところで，具体的な表現ではないものの職業的第六感のような，いつもと違う感じを12％の事例であげていた。こうした感じをできるだけ言語化して集積していくことは，経験の乏しいスタッフのリスク感性を上げるために重要と思われる。

瀬戸ら[4]は精神科救急事例への評価・対応は難しく，一般医師の精神症状・問題行動への対応にはばらつきがあり，問題があってもそれが精神科事例とは認知されないと述べている。報告事例をみても一般疾患患者の事例は，医療側の警戒心が希薄な印象を受けた。時宜を逸することなく適切な精神科的介入を行うためには，患者が発しているサインを見逃さないことである。そのためには，こうした事例を多数収集し分析して，一般病棟の医師や看護師にフィードバックすることによって，自殺リスク評価の能力を高めることができるはずである。そして，そうした情報をスタッフ間で共有していくことが重要と思われた。

● 引用文献
1) 田中英夫，他：癌患者の自殺―防止対策を施行した実態把握および要因の解明―，第4回「健康文化」研究助成論文集，70-75，1998．
2) Bukberg. J., Penman. D., Holland. J.C.: Depression in hospitalized cancer patients. Psychosom Med, 46：199-212, 1984.
3) 神谷直由：自殺・自傷行為のある患者のケアプラン，精神科看護，64：54-59，1997．
4) 瀬戸秀文，他：一般医師の自殺企図事例への対応――一般医療機関における精神科救急医療の側面から―，臨床精神医学，27(11)：1353-1361，1998．

● 参考文献
1) 高橋祥友：縊首，外傷，薬物による自殺企図，精神科治療学，第13巻増刊号，1998．
2) 小柴順子：自殺と自傷行為の定義，精神科看護 64：46-53．

II 療養上の世話におけるヒヤリ・ハット事象発生要因と対策

9 暴力

対象は分析可能な暴力に関するヒヤリ・ハット96事例(「一般病院・病棟」33事例,「精神病院・病棟」63事例)である。暴力とはどのような患者がどのような状況で暴力を振るった(振るおうとした)かの自由記載から,整理枠として,誰から誰への暴力かによって,「患者から患者・家族」と「患者・家族から医療スタッフ」の2群,暴力がどこで起きた(起きかけた)かによって,一般病棟・外来か,精神病棟・外来かの2種類,すなわち,2×2=4のマトリックスに分け,暴力の発生状況を整理した(別表:「暴力発生状況マップ」)。

事例における暴力の発生状況

ここでは,病棟で起きた事例に限定して述べる。

■一般病棟における暴力の発生状況

●飲酒患者・家族の暴力,アルコール禁断症状の暴力

患者から患者(家族も含む)への暴力に関しては,同室患者同士や迷惑家族と患者のトラブルなど,患者の病棟内対人関係で発生した暴力と,飲酒で易怒性の高まった患者の暴力,アルコール禁断症状や認知症の精神症状による暴力があった。後二者は精神症状としての暴力である。

患者から医療スタッフへの暴力もほぼ同様で,飲酒した面会家族や救急患者の暴力,アルコール禁断症状による暴力があった。両者をあわせると,一般病棟における暴力は,アルコールとの関連で発生した事例が8/20事例(40%)あった。

とくにアルコール依存症の患者が身体疾患で一般病棟に入院することはしばしばある。スタッフが少ない夜勤帯において,禁断症状による興奮への対応は苦慮することが多く精神科医との連携が必須である。精神科医のいない病院では,院外の精神科医に事前にコンサルテーションをしておく必要がある。

●身体疾患に合併した不穏・せん妄による暴力

身体疾患(肝性脳症,がんのターミナル期,頭部外傷後遺)による不穏・せん妄での暴力も多い。原因の身体的治療に限界がある事例も多く,また,装着されている生命ラインを守るうえでも,メジャートランキライザーなどの薬物投与もやむを得ないと思われる。

●医療への不満が背景にある暴力

医療への不満が暴力の背景にあった事例もあった。たとえば,治療方法に納得できないことや,診断がつかないことへの不満で暴れた事例などである。そのほか,ハルシオンの服用との関連で起きたと思われる事例もあった。

■精神病棟における暴力の発生状況

●不安定な精神症状が原因の暴力

患者から医療スタッフへの暴力に関しては発生状況やトリガーが類似した9種類に整理した。しかし,大きなカテゴリーで分けると2群に分類される。1つは妄想,幻覚などの不安定な精神症状が原因で起きた暴力である。妄想対象になった職員への暴力や,幻覚妄想状態の患者の部屋に入室した途端に突然襲いかかってきた事例があった。

また,下膳しようと保護室内に入った際の暴力,あるいは保護室より脱出,離院行動を止めようとした際の暴力などの事例もあった。

精神疾患患者の暴力行為の原因として幻覚や妄想という病的体験の重要性を指摘し,こうした精神症状の結果として暴力をとらえる論文[1]は多い。本対象事例のなかでも,妄想や幻聴に関連した暴力,保護室患者や保護室より脱出・離院行動のなかで起きた暴力など,統合失調症患者の不安定な精神症状の結果としての暴力事例が半数以上を占めていた。

● **精神症状のみに帰すことができない暴力**

患者の精神病状のみに帰すことができない暴力もあった。医師の治療に対する不満が背景にあった暴力，看護師の業務や対応へのイライラがきっかけになった暴力，看護師の注意や説得で誘発された暴力など，医療側への何らかの不満やイライラが直接的なきっかけとなった事例もあがっていた。

たとえば，医師の治療に不信感をもっている患者と看護師が対話しようとした際に起きた事例や業務対応上の不満がきっかけとなった事例としては，入浴誘導がスムーズに行えなかったことに患者がイライラして起きた暴力があった。また，帰院後の通常のボディおよび荷物チェックで荷物を見過ぎると怒って起きた暴力，注意や説得が引き金となった事例としては，デイルームで喫煙している患者に注意した際に起きた暴力，不眠状態で粗暴行為のある患者を説得中に起きた暴力などである。

中谷ら[2]による男性閉鎖病棟での調査でも，暴力には周囲との摩擦が引き金になったり，不満が影響しているものがあり，純粋に病状が原因と考えられるものは40％に過ぎず，暴力が患者にのみ起因するものではなく，相互的な対人関係にも依存していると述べているが，今回の対象事例でも同様の印象を受けた。

そのほか，環境の変化による不安定期の患者の暴力事例や，身体拘束への抵抗での暴力事例もあった。

リスクマネジメントの視点での要因分析と対策の必要性

医療事故とは，広義には医療の全過程で発生した人身事故と定義され，被害者が医療側スタッフである事故も含まれた言葉である。したがって，院内で発生した患者の暴力による傷害も，その被害者が患者であろうとスタッフであろうと医療事故としてとらえ，暴力の発生リスクを把握し，その要因を分析し対策を講じていく必要がある。

事例では，どのような患者がどのような状況で暴力を振るった（振るおうとした）かについて，自由記載で報告されている。発生状況に関する情報は必ずしも十分ではなかったが，数十例を整理していくと暴力の背景やトリガーなどが類似した事例が複数存在していることがわかった。病状の結果として暴力を捉えるばかりではなく，リスクマネジメントの視点で発生要因に関する分析が必要である。

事例をみていくと，暴力の発生を未然に防止する対策として，精神医療の専門性にゆだねる部分と，業務・労働体制などシステム上の改善が求められる部分とが存在することに気づく。

たとえば，「保護室収容中の患者に眠前薬与薬時，いきなり叩かれる。制止も聞かず，取っ組み合いとなり何とか押さえる」などの事例が示すように，保護室という狭い閉鎖環境のなかで1名の看護師のみによる眠前薬の与薬そのものが，リスク状況であることを示唆している。眠前薬の与薬はスタッフの少ない準夜帯の業務であり，人員上の制約から保護室であっても1人で入らなければならない体制での被害経験の事例であり，看護体制上の問題がうかがわれる。

一般病院のように前もって日勤帯に配薬しておくことができないことからこうした保護室のある病棟では，少なくとも2名で眠前薬与薬を行えるように，その時間帯をカバーするフレキシブルな勤務体制が必要ではないかと思われた。

また，「妄想，焦燥感の強い閉鎖病棟の患者が果物を切るからナイフを貸してくれと来たため，看護室で使用させようとしたところ，看護師を押さえ首に果物ナイフをあて病棟の鍵を開けろと叫んだ」という事例があった。暴力発生のリスク評価と対応のルールを見直すべき事例で，看護システムとして改善が求められる事例と思われた。

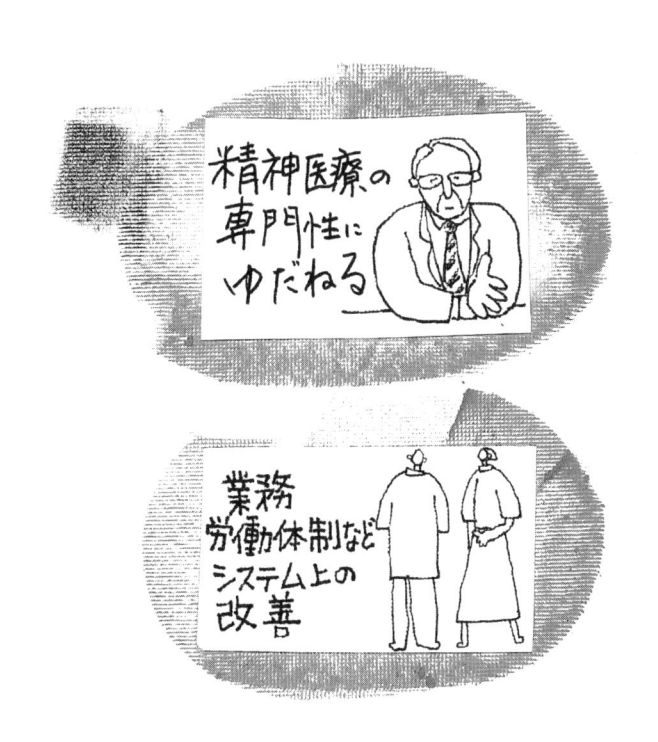

暴力発生の予見

　精神医療の現場では患者の自傷・他害は避けて通ることができないインシデントといわれている。患者の病態や言動，状況から，患者の暴力発生をいかに予測するかが事前防止上きわめて重要である。それは明確な何かであったり，自殺・自傷事例で記された「なんとなく……」という専門職としての第六感であったりするが，いずれにしても蓄積して共有すべき貴重な情報である。しかし，今回の精神病棟からの報告事例ではそういった記載はほとんどなかった。暴力に先立つ24時間前の行動・症状を調査では，混乱，怒りっぽさ・暴れること，身体的威嚇・言葉での威嚇，器物への粗暴行為が暴力の前に認められ，短期的な暴力の予測可能性はよいという報告もある[2]。しかし，先述したように暴力は患者にのみ起因するものではなく，周囲との摩擦が引き金になったものや不満が影響しているものがあることから，発生状況を多角的に分析し，暴力の発生リスクを評価していく方法論が必要である。

発生時の回避方法への示唆

　今回の事例のなかには，患者からまさに暴力を振るわれそうになったスタッフのとっさの判断で，回避した方法を記載しているものがあった。たとえば，「手をあげ，殴りかかってくる。手を押さえ，他の応援を求めたが助けが来なかったため，『お菓子あげるよ』と言い，本人が『何を―！』と言ったすきに離れた」などである。水際の防止の知恵として共有すべき情報と思われた。

● 引用文献・参考文献
1）堀彰：精神障害における暴力の原因とその予防法について，精神医学，40(1)：80, 1998.
2）中谷真樹，安克昌：精神科患者の暴力への対処，精神科治療学，11(10)：1028-1029, 1996.
3）国際看護婦協会：看護職に対する暴言と暴力，Nursing Today, 13(5)：25-26, 1998.
4）国際看護婦協会：職場での暴力に対処するためのガイドライン，Nursing Today, 13(5)：31, 1998.

II 療養上の世話におけるヒヤリ・ハット事象発生要因と対策

10 盗難

院内盗難に関する事例はわずか15事例であったが,類似した発生状況で整理した(別表:「盗難発生状況表」)。

事例における盗難発生状況

●面会人を装う

一般的な盗難事例としては,面会時間内に面会人を装って来棟し,衆目がなくすきがある患者をねらって盗むもの(例:個室の患者が睡眠中に親戚のふりをして部屋に入り盗む)である。子どもの事例(例:4人部室の患者のところにいた孫のような子どもが病室のロッカーより財布を盗む)も報告されていた。

●付き添い家族が多く集まる状況にまぎれ込む

手術日や入退院日には面会人の出入りが多く,病院棟スタッフからみて見慣れない人間がいても違和感がない状況となる。こうした状況で,緊張状況にある患者・家族のすきをねらった盗難が特徴的であった。たとえば,手術当日の忙しい時間帯の混乱をねらったもの(例:緊張で貴重品を部屋に残したまま出棟した患者・家族がバッグを盗まれる),また,入院直後同室者の不在をねらったもの(例:入院直後同室患者が処置で出払ったときに財布が盗まれる),退院日に来院した家族の持ち物をねらったもの(例:退院間近で待機していた家族が電話をするためにテーブルに置いたままにしていたバッグから財布を盗まれる)などである。

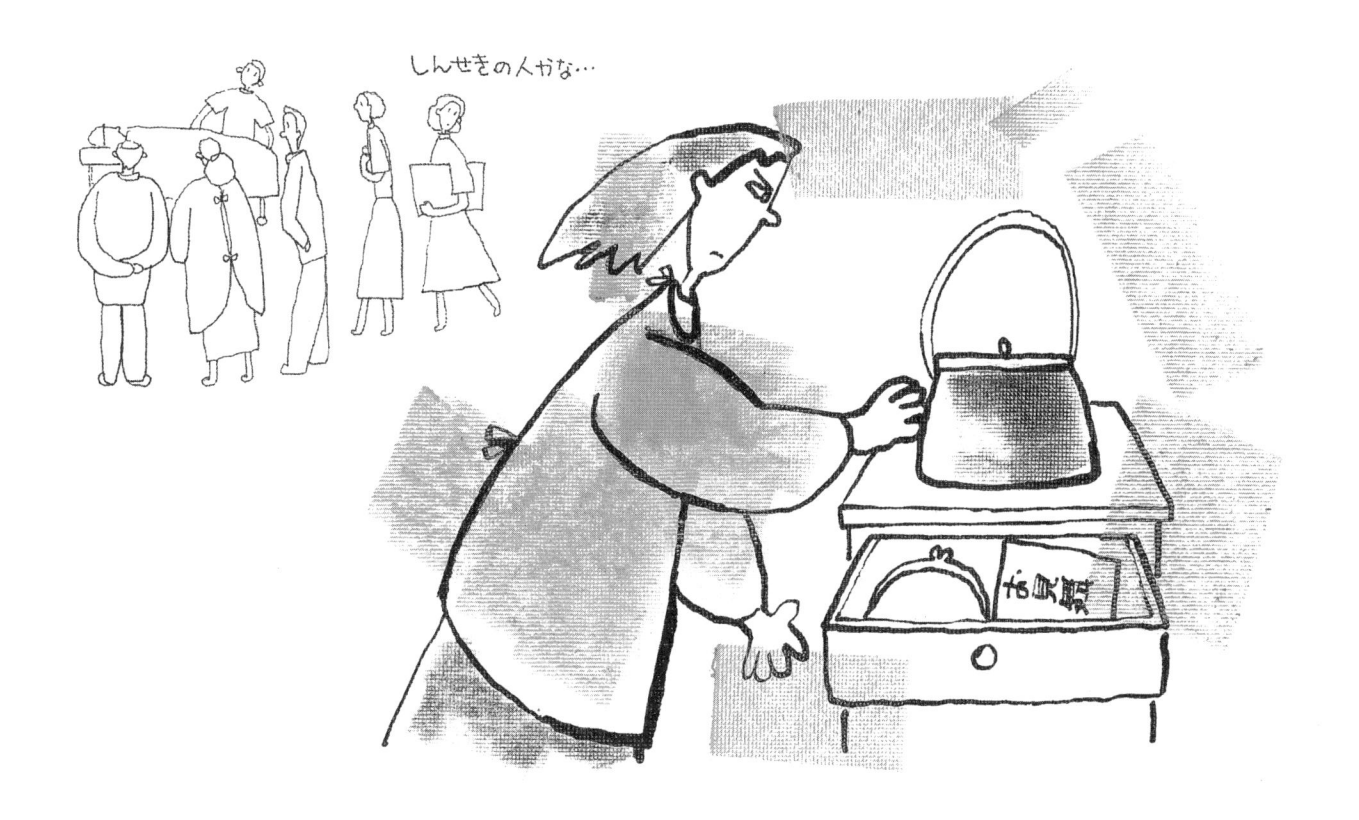

● 有料個室の患者を呼び出して不在の部屋に忍び込む

一方，計画的に患者を不在にしたうえでの盗難がある。有料個室の患者への呼び出し電話で不在にさせ，その間に盗む事例(例：郵便局の宅配だが1階に配達物を取りに来てほしいと部屋へ直接電話あり。患者が杖歩行で1階まで降りた間に盗まれる)が，2例報告されていた。

犯人像の推測と対策

● 2タイプの犯人像

犯人を推定するうえで，きわめて特徴的な発生状況が2群あることがわかった。1つは，家族が複数人で来院している状況にそっとまぎれ込むタイプである。複数の家族が来院するのは入院時，手術日，退院日である。家族はある程度の現金を持参している。また，非日常的な緊張状況におかれやすく，注意も散漫になりやすい。こうした病院の独特の窃盗の好機をつかめるのは，病院の窃盗になれた外部の犯人の存在を感じさせる。

もう1つは，高額な有料個室に入院している比較的元気な患者を病室外に呼び出し，不在になったすきに個室の金品を盗むタイプである。これは，ねらう個室の患者の氏名を知っていること，その患者が自力で外に出られるほど元気な患者であること，患者が個室を出たこと，そして患者の不在になったあとには個室に誰もいないこと，のすべてを知りうる者のかかわりなくしては実行できない。内部に窃盗の関係者が存在することを感じさせる。

● 外来者の犯行防止のためのシステムづくり

事例を整理してみて改めて，外来者の出入りに寛容な病院の危険環境に気づく。窃盗に限らず，外来者による犯罪行為を防止するための対策を積極的に行っている病院は稀であろう。しかし，今後はこうした方面にもリスクマネジメントの観点から検討が必要である。たとえば，面会時間に来棟する外来者のチェックを簡便にできる仕組みができれば，少なくとも相当の抑止効果はあると思われる。

● 盗難に対する注意をオリエンテーションに具体的に盛り込む

入院時の患者へのオリエンテーションの冊子で，こうした院内の盗難事例を用いて，具体的な発生状況を示し，高額の現金や装身具は持ち込まないことや保管のあり方に関し注意を促しておくことも重要である。発生時は，常習者の犯行が多いので，できるだけ警察に届け出ることが再発防止上重要である。

III

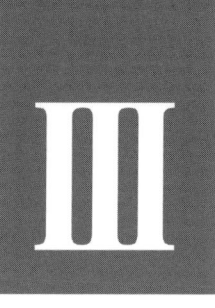

そのほかの
ヒヤリ・ハット事象
発生状況と対策

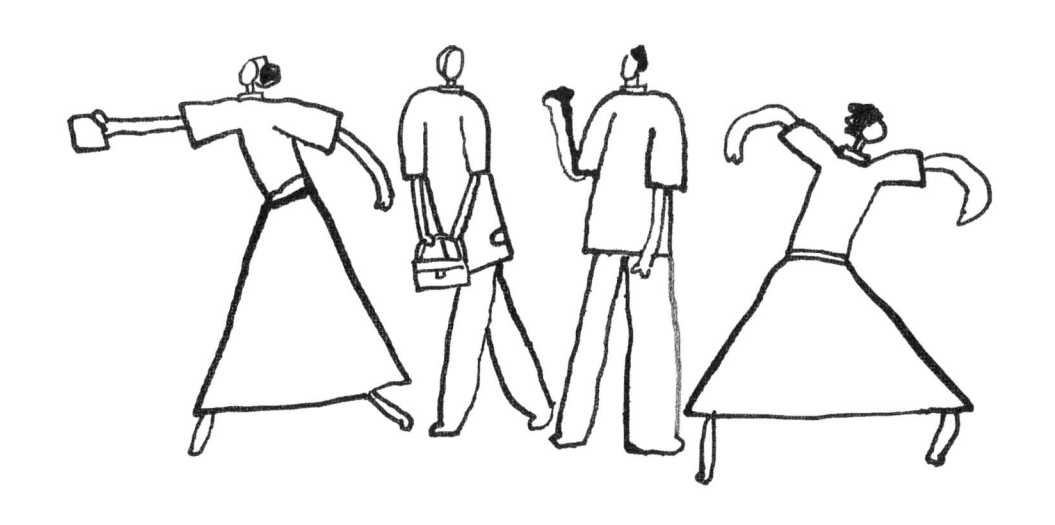

　11,148事例のうちには，診療の補助や療養上の世話のいずれにも属さない事例として，患者の観察，看護記録，医師やほかの看護師との情報伝達や情報共有におけるヒヤリ・ハット体験も384事例(3.4％)報告されている。患者への直接的な医療行為や看護行為のエラーではないが，間接的には事故につながる可能性がある。また，患者との相互信頼を築くうえでの問題を示唆した事例も多い。3群はそれぞれカテゴリーに細分類して問題点を整理した。

III そのほかのヒヤリ・ハット事象発生状況と対策

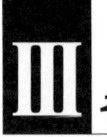

1 病態評価

事例の整理方法

　病態評価のカテゴリーに分類されたのは203事例と多かったが，その大半を占めたのは，夜間就寝中に死亡していた患者を巡視時や早朝に発見した事例であった。貴重な事例ではあったが，単に死亡していたという事実記載のみで，予期せぬ急変をもたらした患者の背景病態に関する情報の記載は乏しく，病態評価の誤りに関する教訓的示唆を与えてくれる事例はわずかであったため，今回の整理からはあえて除き，重要な事例のみ抽出し整理した(別表：「病態評価ヒヤリ・ハット表」)。

病態評価に関するヒヤリ・ハット重要事例

　予期せぬ病態が判明した，つまり病態の正しい評価が困難であった事例のうち，比較的情報がよく記載がされていた事例を抽出したところ，①急性心筋梗塞，②頭蓋内出血，③血糖異常，④心不全，⑤急性腹症，⑥骨折，の6診断名が重要事例と思われた。

● 典型的な胸部症状を示さない患者の急性心筋梗塞

　典型的な胸痛を示さず，さほど重篤感や緊急性を感じさせない患者が心筋梗塞と判明した事例が3例あがっていた。

　脈が若干弱い程度の寝たきりで意思表示ができない患者が心筋梗塞であったという事例，夜間の喉の痛みを訴えていた患者がトイレで死亡し心筋梗塞と判明し，あとから考えると喉の痛みは頸部への放散痛だったという事例，「なんとなく胸が変」といっていたものの，緊急性はなさそうにみえたニトロール服用中の患者が心筋梗塞であった事例，などがある。心筋梗塞の診断の遅れは，致死的な不整脈で急死を引き起こしかねない。一般に高齢者は急性疾患であっても典型的な症状を示さないことも多い。胸の訴えではなく，なんとなく体調が悪い，食欲がないといった症状でも念のため心電図をとると心筋梗塞がわかったということもあるので注意を要する。とくに最初の事例のように寝たきりで意思表示できない患者では，毎日観察していなければ変化を見逃がしてしまう。同様なケースは外来診療でも起きうる。家族が普段となんとなく違うという感じで受診させることがある。大したことはなさそうにみえても身近でみている家族の観察力は尊重して対応し，見逃さないようにしなければならない。

● 交通外傷の患者が実は心筋梗塞だった

　交通外傷で救急搬入した患者に心電図をとったところ心筋梗塞が判明し，心筋梗塞が交通事故の原因と思われた事例もあった。また，中年以上の交通外傷患者では，外傷ばかりに目を奪われることなく，事故そのものの原因が心疾患にある可能性もあり，12誘導による心電図を怠らないようにしなければならない。

● 軽微な印象を受けた頭蓋内出血

　思わぬ頭蓋内出血が判明した事例も4例あがっていた。たとえば，頭痛があったが鎮痛剤が効いて入眠したと思っていた患者が，実は頭蓋内出血による意識障害と判明した事例である。とくに夜勤帯では睡眠中と意識障害との区別が困難になるので要注意である。体動の有無や呼吸状態の観察も必要である。また，後頭部痛と嘔気で初診した患者が，受診前夜に他院にて頭部CTを撮影し異常なしと診断されていたが，クモ膜下出血と判明した事例，「頭もやもや感」といった不定愁訴的な症状の患者が小脳出血と判明した事例，さらに，大したことはないようにみえた交通事故の患者を帰宅させようとしたところ見当識障害があり，検査により硬膜外・下出血が判明した事例などである。急性心筋梗塞と並んで頭蓋内出血も，病態に比して軽微な印象を受ける患者がいることを認識しておかなければならない。

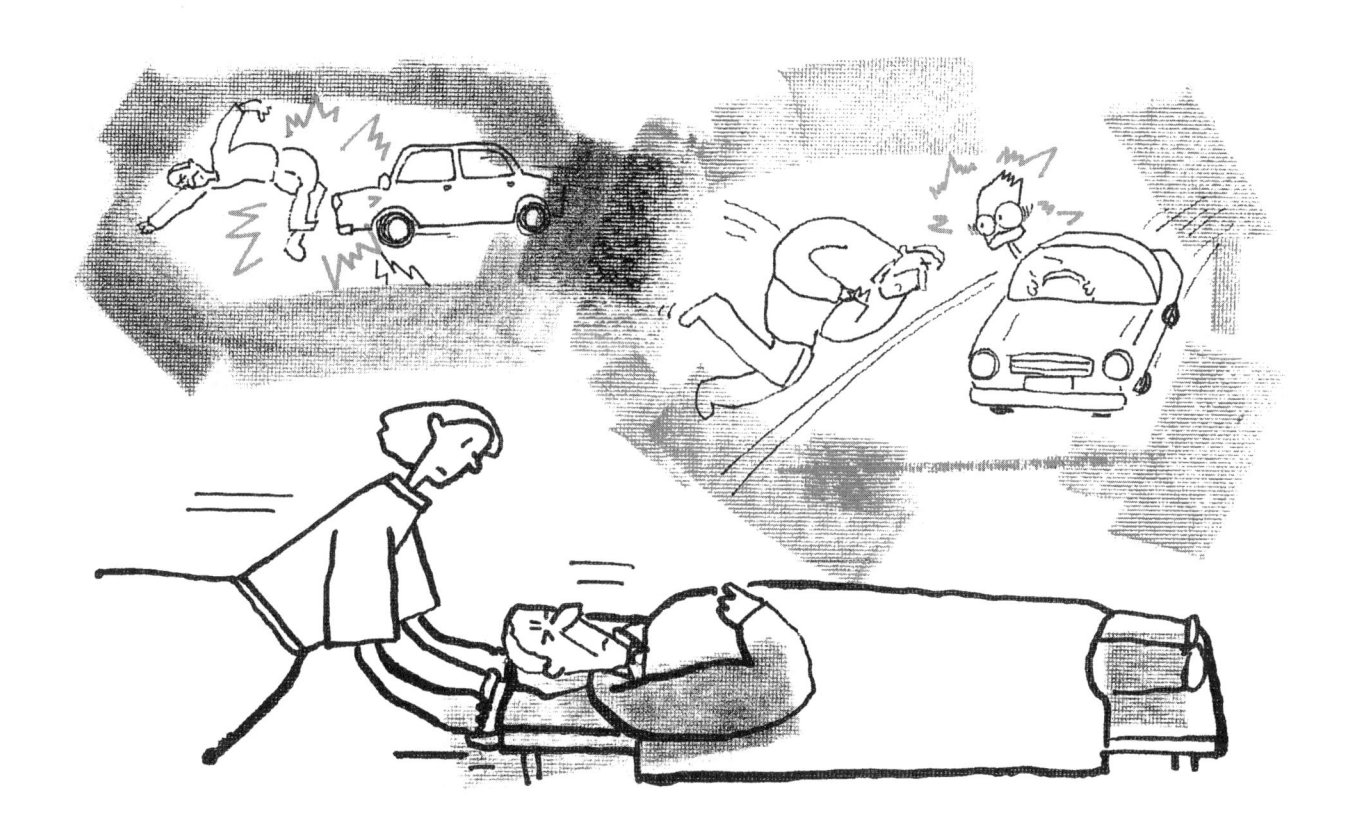

● **意識障害，せん妄で明らかになった血糖異常**

　非典型症状の血糖異常が判明した事例もあった。嘔吐・全身倦怠の患者が低血糖であった事例，糖尿病性壊疽で創部にインシュリン散布を行っていた患者の意識障害がインシュリン散布による低血糖と判明した事例，帝王切開後の褥婦が突然夜間多飲・せん妄状態になり高血糖と判明した事例などがあがっていた。せん妄など急性の意識障害の原因として，血糖異常は常に意識しておかなければならない。

● **疼痛の訴えが乏しい高齢者の骨折**

　車椅子からベッドへの移乗時，麻痺側の上肢に強い痛みの訴えがあったが，その後痛みを訴えなかったのでそのままにしておいた患者が上腕骨の骨折と判明した事例もあった。とくに認知症患者は疼痛に敏感ではなく，転倒で骨折していても痛みを訴えないこともあり，痛みのみで判断してはならない。

　そのほか，消化管術後2週間目に嘔気，腹満の訴えがあり，イレウス前症状と思った患者が心不全と判明した事例，腹痛で受診した外来患者で痛みが強そうなので早めに医師の診察を求めたところ胃穿孔と判明した事例，蕁麻疹の患者が外来の待ち時間中にショック状態となった事例が報告されていた。

III そのほかのヒヤリ・ハット事象発生状況と対策

2 情報の記録・連絡

事例の整理方法

情報の記録・連絡に関する事例は，「情報の記録と看護師間での申し送り」と「医師への連絡」では質的に異なることから，2群に分けて整理した(別表：情報の記録・連絡関連ヒヤリ・ハット表)。

情報の記録・連絡に関するヒヤリ・ハット事例

「情報の記録と看護師間での申し送り」と「医師への連絡」の2群に分けて述べる。

■ 情報の記録と看護師間の申し送り

情報の記録と看護師間での申し送りに関する事例は，さらに「1) 看護記録」と「2) 看護師間での情報伝達」の2グループに分けた。

1) 看護記録
● **複数名の同時記録は記録の患者間違いに注意**

看護記録の事例としては，記録の患者間違いや記録の忘れ，遅れの事例があった。記録の患者間違い事例では，注射の患者間違いで複数の患者に同時に注射行為をすることを要因としてあげたが，記録でも同様な状況があった。たとえば，乳児検診で3人を一度に計測して記録した際に2人の記録が入れ換わるなどである。

重要な記録忘れとしては，外泊したのを記録し忘れために夜勤者全員で患者を探すことになった事例，手術室で術中に投与した抗生剤を記録し忘れたために，病棟で再投与することになってしまった事例などがあった。

● **急変時の記録は新人能力の限界**

能力的に記録できなかった新人事例もあった。刻々と変化する患者の病態に対し，医師からの指示受けや連絡，先輩や看護師長への報告でパニック状態となり記録ができなかったという，いわば新卒者の能力の限界から起きた事例も報告されていた。新卒者への受け持ち体制のあり方やサポート体制も考えなければならない。また，卒前教育でゆっくり慎重に業務を進めることは体験していても，タイムプレッシャーにさらされたなかでの訓練は行われていない。刻々と変化する緊迫した状況を疑似体験できるシミュレーションソフトなどの新たな教育ツールが開発されて，卒前教育にも生かされることを望みたい。

● **記録の遅れを補う重要情報伝達のルールづくり**

重要な情報であるのにもかかわらず，記録の遅れで申し送られず，結果的に不要な薬剤が投与される結果になった事例もあがっていた。たとえば，朝食前の「デキスター低値」の記録が遅れたために日勤看護師に申し送られず，血糖降下剤が与薬され低血糖となった事例である。こういったことも新人で起こりやすい。新人は情報の重要度や優先度の判断力が劣っている。こうした事例を教育に用いて判断力を向上させていくことが先決であるが，とりあえず，多忙で看護記録の記載が遅れるときに，重要情報をどのように申し送るかについてもルール化しておく必要がある。

2) 看護師間での情報伝達
● **変更・中止情報は伝達ミスの最重要ポイント**

注射事例の分析でも，変更・中止情報の存在そのものが注射業務における情報伝達の最大混乱要因であることを指摘した。注射に限らずどのような領域でも，変更・中止情報はとくに伝達エラーが起きやすいことを知っておかなければならない。事例としては，麻酔方法が変更されたが，ホワイトボードのみが変更され指示表は変更されていなかったために，術前処置を誤った事例，手術室から病棟に手術時刻の変更が伝達されていなかった事

例などがあがっていた(これらは手術看護の事例としてもあげている)。

●**複数看護師の関与する際の情報連携のルール化**

看護師間の情報伝達エラーのもう1つの状況としては、複数人の業務への関与や連携のなかでのエラーである。複数の看護師が業務連携するなかで情報の伝達が不備となった事例があがっていた。たとえば、急変時、医師から他チームの看護師に血液製剤の取り寄せの指示が出されたが、受け持ち看護師へ伝達されなかったために、凍結血漿が冷蔵庫に保管されたままになった事例である。とくに急変時には複数の医師から複数の看護師に指示が出され、受け持ち看護師が了解する余裕もなく実施されることは少なからずある。関係者が実施した注射の空アンプルを1か所に集めると同様に、受けた指示もメモとして1か所に集めるようなルールづくりが必要である。

●**代理で実施した看護行為の情報を伝達する仕組み**

手が離せない受け持ち看護師の代わりにほかの看護師がケアをした際に、情報を受け持ち看護師に伝達しなかったことが事故につながる可能性を示した事例があった。たとえば、ほかの看護師が循環不全患者の足元に湯たんぽを置いたが、受け持ち看護師に伝達しなかったことから熱傷が起きかけた事例などである。

人員が少ない割に業務の多い準夜帯などでは、スタッフ相互のサポートは日常的である。記憶に頼った伝達では忘れやすい。有色のポストイットなどを各自携帯し、その場でメモし、ホワイトボードの一定箇所に伝達コーナーでも設けて、貼り付けていくなどの仕組みがあるとよい。

そのほか、病室移動のために受け持ちチームが変更になった患者の安静度の申し送りが不備であったために、ベッドをギャッジアップし呼吸困難が生じた事例もあった。

■ 医師への連絡

これに関しては、【(1)緊急時連絡】【(2)重要所見の報告】、および【(3)疑問の問い合わせ・指示受けのための連絡】の3グループに分けた。

1)緊急時連絡

●**想定される時間外の緊急事態に対する医師への連絡体制の確保**

緊急時連絡の事例として、術後患者が気管カニューレ内にできた腫瘤状の痰のために呼吸状態が悪化し、とっさの判断で当直医よりも扱いに慣れた近くの耳鼻科医を呼び出し、カニューレ交換をしてもらってことなきを得た事例があがっていた。この事例では臨機応変な対応でうまくいっているが、当直医の診療科や経験レベルによ

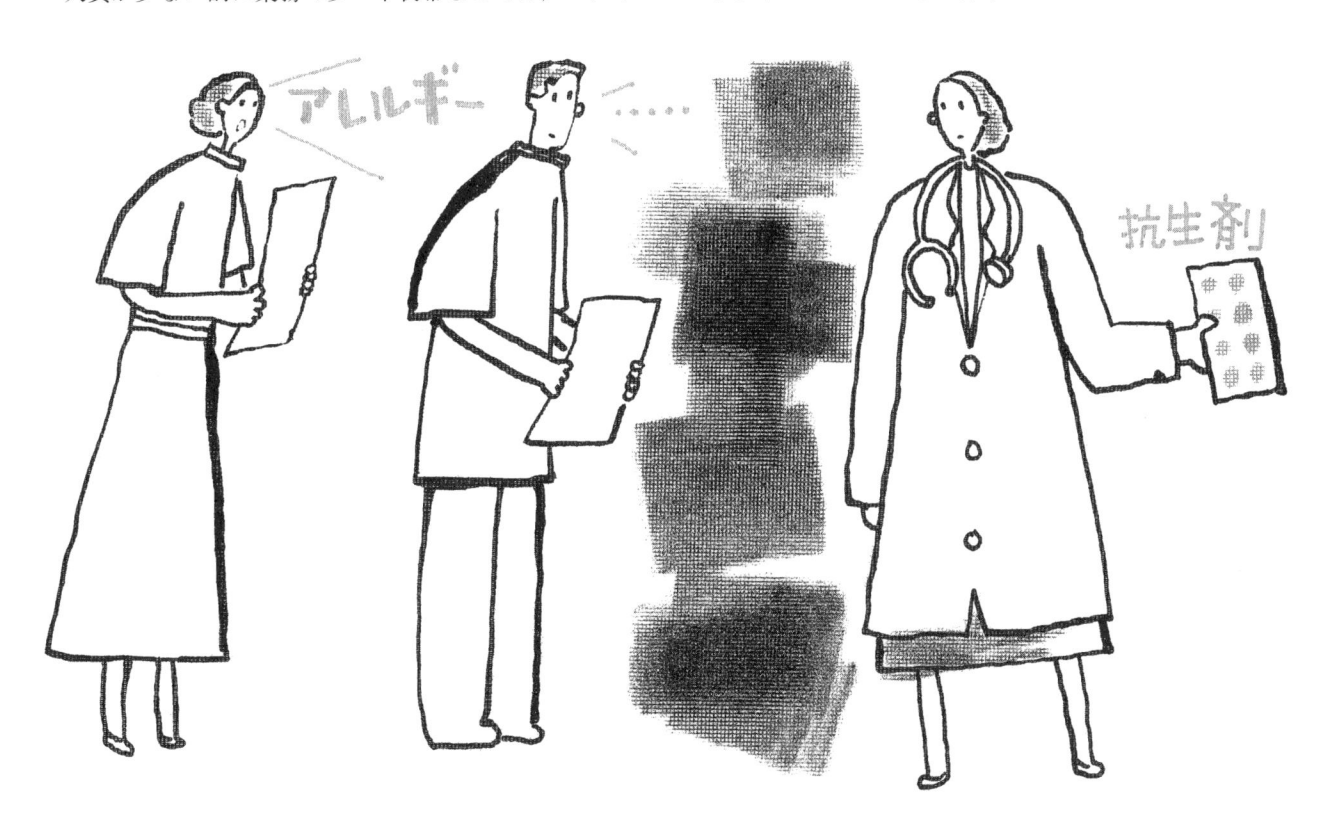

っては時間外に対応困難な状況が発生しうる。病棟の看護管理者は日勤の終わりに，想定される緊急事態にどのような連絡体制をとるのかを明確にしておく必要がある。

2）重要所見の報告
● 情報の重要度を選別できる教育の必要性

重要所見報告の遅れ・忘れの事例として，とくに重要なものとしては，外来看護師から申し送られた薬物アレルギーの情報を忘れて，医師に「アレルギーなし」と伝えたことから抗生剤が投与され，アレルギー症状が出現した事例，主治医が不在中に血清カリウム値の上昇がわかったが，代医への報告を忘れた事例があった。そのほか，ドレーンの抜けや循環器疾患患者の尿量減少など，重要所見の報告遅れや忘れの事例が新人を含めて多数あがっていた。報告の遅れや忘れも問題だが，むしろ情報の重要性を認識していたかどうかがより重要である。病態にとって重要な情報や生命にかかわる情報とは何かについての教育がまず必要と思われた。

3）疑問の問い合わせ・指示受けのための連絡

疑問の問い合わせ・指示受けの連絡忘れに関する事例としては，手術中の主治医へ連絡ができないまま，代医からも発熱への指示受けをするのを忘れた事例や，入退院を繰り返す患者から退院したいといわれた際に，入退院を慣例のようにとらえ医師への連絡を忘れ，自己判断で退院させた事例があがっていた。

そのほか，医師に連絡する際に似た病態・外形の患者と間違えて報告した事例があがっていた。

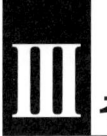

III そのほかのヒヤリ・ハット事象発生状況と対策

3 説明・接遇

事例の整理方法

患者への説明・接遇に関する事例は，説明の状況として，「看護師から患者・家族への連絡・説明・働きかけ」と「患者・家族の求めへの対応時の説明・接遇」「そのほか」の3種類，つまり，コミュニケーションの状況が一方向性か双方向性かが重要と考えた。さらに，対象患者が入院患者であったか，外来患者であったかによって2群，つまり，3×2＝6のマトリックスに分けて事例を整理した(別表：「患者・家族への説明・接遇関連ヒヤリ・ハットマップ」)。

患者・家族への説明および接遇に関する事例

ここでは，「看護師から入院患者・家族への連絡・説明・働きかけ」「看護師から外来患者・家族への連絡・説明・働きかけ」「入院患者・家族の求めへの対応」「外来患者・家族の求めへの対応」「そのほか」の5つのグループに分けて，事例から対応への問題点を考える。

■ 看護師から入院患者・家族への連絡・説明・働きかけ

さらに，「1)家族への事務的な連絡や情報提供としての説明」「2)患者・家族・面会人への指導(注意)」および，「3)日常的な看護師の言葉」の3グループの事例に分けられた。

1) 家族への事務的な連絡や情報提供としての説明
● 受け持ち看護師以外による家族への連絡は確実な患者確認を

急変の際に間違って他患者の家族に連絡した事例や，手術説明に他患者の家族を間違って連れて行ったものが数例あがっていた。いずれも，受け持ち看護師ではなく，業務依頼をされた看護師による間違いであった。

● 患者家族への重要な約束・説明を口頭のみで行うのは危険

家族への誤った説明や不十分な説明としては，手術患者の家族に来院時刻を間違えて説明した事例や，退院時に訪問看護の日時を口頭で約束したが，家族が誤って記憶し混乱が生じた事例などがあがっていた。

一方，家族に誤解を与える説明の事例もあった。たとえば，安定したICU入院中の患者の家族に，他患者の入室があれば病棟に移動する可能性を電話で話したところ，翌日転室と誤解して娘が休暇をとって来院した事例があった。

● 予定時間を超過した手術患者家族への説明の配慮を

一方，説明不足を家族が怒った事例が数例あがっていた。たとえば，手術が予定時間よりかなり超過したのにもかかわらず，その間わずか1回の説明しかなかったと立腹した事例である。不安な家族としてはとくに十分な説明を期待する場面であったが，配慮不足を教えられた事例である。

● 付き添い女性≠妻，説明時に注意

家族と思い込んで説明したが違っていて混乱が生じた事例もあがっていた。たとえば，夜間緊急入院患者の付き添いの女性を妻と思い病状を説明したところ，実は妻ではなく，本妻が立腹した事例などである。

2) 患者・家族・面会人への指導(注意)
● 家族・面会人への指導は真意が伝わる表現を

善意から行った家族への指導が怒りをかった事例も報告されていた。たとえば，発熱患者に子どもを含む家族の面会があり，患者と子ども双方への配慮から，家族に早めに帰るよう促したところ，家族から怒られた事例などである。真意が伝わる表現を考えてみなければならな

い。
　そのほか，病院や療養上のルールとして，夜間に大きな声で話をする家族や声の大きい難聴患者に注意した際に怒りをかった事例も報告されていた。

3）日常的な看護師の言葉
● 退院不安の患者にとって退院の励ましは苦痛

　日常的に使用する言葉に関する事例としては，「退院」という励ましが退院を不安に感じているリハビリ患者には，逆に苦痛を感じさせたという事例があがっていた。完治以外の患者にとって，退院は大なり小なり不安がつきまとうものである。患者の心理を考えると当然気づいていなければならないが，意外と認識できていない。患者からいえば，退院の不安を共感してもらうほうが，バリアを超える元気が出るはずである。

● デリケートな表現に注意

　そのほかにも，日常使用する言葉にもデリケートな表現が含まれていることを示唆された事例もあった。たとえば「オムツを替える」の「オムツ」，「シーツが汚いので替える」の「汚い」，便秘の患者が排便したときの「たくさん出たね」，「上からお迎えが来ました」の「お迎え」という言葉などは慣用的に使われている看護的表現であるが，患者にとって羞恥や忌避感を感じる言葉であり注意しなければならない。

● 家族の悲哀を汲み取る言葉の使い方やニュアンスの大切さ

　患者が亡くなったとき，状況によって，気分を害する表現があることを示唆した事例もあった。たとえば，患者の遺体を霊安室に移す時刻を考えて，「ほかのご家族は何時ごろ来院できますか？」という質問に，こんなときに急かされたと家族が大憤慨した事例があった。悲哀の最中にいる家族に対し，事務的に業務を運んでいるように受け取られないような言葉遣いが重要である。

■ 看護師から外来患者・家族への連絡・説明・働きかけ

　外来環境のなかでの患者・家族への連絡・説明・働きかけの事例では，「1）アナウンスと説明」と「2）患者への注意」の2グループに分けた。

1）アナウンスと説明
● 中待合と診察室の区別がつきにくい外来呼び出しアナウンス

　外来のアナウンスでは，「○番の前でお待ちください」というのを「○番にお入りください」と患者が勘違いし，○番の内診室に入り患者間違いの危険性が生じた事例が報告されていた。受診に慣れていない患者には中待合と診察室の区別がつかないことも多い。張り紙などで誤解を防ぐようにしておく。とくに内診台は構造上の特異性から間違って患者が入ると，患者間違いが修正されないまま処置が実行される危険があり要注意である。

● 処置に関する注意事項説明書作成を

　検査や処置後の対応に関する説明が不十分であった事例がみられた。後者の事例として，婦人科外来でタンポンを挿入した患者に帰宅後取り除くことを説明したが不十分で，2週後の再診時に残存していた事例が報告されていた。処置に関する注意事項は，説明書にして口頭での説明の不足を補うようにしておくことも重要である。

2）患者への注意
● 易怒性のある患者への注意は暴力に発展する危険

　患者への注意に関しては，身勝手に痛み止めを求めて受診する患者に，電話で注意したことから暴力沙汰になりかけた事例が報告されていた。易怒性のある患者への注意は暴力行為に発展する可能性があることを示している。こういった患者への対応を病院として決めておく必要がある。

■ 入院患者とその家族の求めへの対応

　ここでは看護師からの一方向的な説明ではなく，求めに応じる形での説明・接遇に関する事例を整理している。「1）コール・苦痛への対応」「2）質問・問い合わせ・医師への取次ぎ依頼への対応」「3）抗議への対応」，および「4）苦情への対応」の4群の事例に分けた。

1）コール・苦痛への対応
● がん疼痛マネジメントに対する家族を含めた医療チームの合意形成

　がんの疼痛で坐薬の挿入を家族が希望したが，投与間隔が短いことから様子をみるように説明し，10分後改めて坐薬挿入しようとしたところ，家族が激怒した事例があがっていた。疼痛への対応を切望するがん患者の家

族の思いと，看護スタッフの医師の指示に基づく対応とのずれが家族に厳しい感情を抱かせた事例である。がんの疼痛マネジメントの問題でもあるが，ターミナルステージのがん患者の苦痛にどう対応するかについて，日常から家族と医療側が十分なコミュニケーションをとって合意を形成しておく必要がある。また，医師―看護師間でも同様である。いずれにしても苦痛の激しい患者への待機の言葉は，医学的理由がなんであれ，繊細な注意を要する。

● **夕刻の点滴業務の負担を軽減する業務労働体制を**

夕方の点滴終了のコールが2つ同時に鳴り，対応が遅れた患者に謝罪したにもかかわらず，怒られた事例があがっていた。患者からいえば，点滴が終了しコールを押しても対応してもらえない状況は不安である。看護師側からすれば，終了抜去の点滴は多少遅れても問題はないという意識があり，優先順位の高いIVHの患者のほうを先に対応せざるを得ない。担当者は患者の苛立ちと準夜帯での多忙さとの板ばさみで悲哀を感じる場面である。夕刻は，業務密度対労働力のアンバランス度が大きく，かつ，点滴の抜針や更新が集中する時間帯であり，こうした患者とのあつれきも起こりやすい。せめて中心静脈ラインの点滴ボトル更新は，この時間帯をずらして設定したり，遅出勤務のような形でこの業務をカバーする労働体制などの工夫が必要である。

● **抗議や苦情への対応はまず受け入れること，言い訳的言動は逆効果**

輸液ラインへの気泡混入への抗議に対して，「小さな空気だから心配ない」という説明がかえって家族を怒らせた事例，配膳・検温の来室の遅れに抗議した患者に，「患者は○○さんだけではないので遅れることもある」と述べて患者を怒らせた事例があがっていた。前者は医療的な見地からは大したことはないという思い，また，後者は多忙な現実のなかで仕方ないという看護師の思いが言動のニュアンスに表れ，患者・家族とのあつれきを生んだ可能性がある。苦情を訴えてきた患者に立ち話はできないと思って，「あとでカンファレンス室でゆっくり話しましょう」と述べた言葉に，患者が立腹した事例もあがっていた。

抗議や苦情への対応では，まず相手の気持ちを受け入れることである。こちらの事情や事実がどうであれ言い訳的言動や反発ととられかねない表現は逆効果である。患者の感情を汲み取ったあとで，こちらの事情を話して理解を求めることが原則である。

● **質問や問い合わせ，および医師への取り次ぎ依頼への対応**

質問・問い合わせ・医師への取り次ぎを患者・家族から依頼されたが，多忙な看護現場では連携がうまくいかないことは起こりうることである。とくに，他チームの

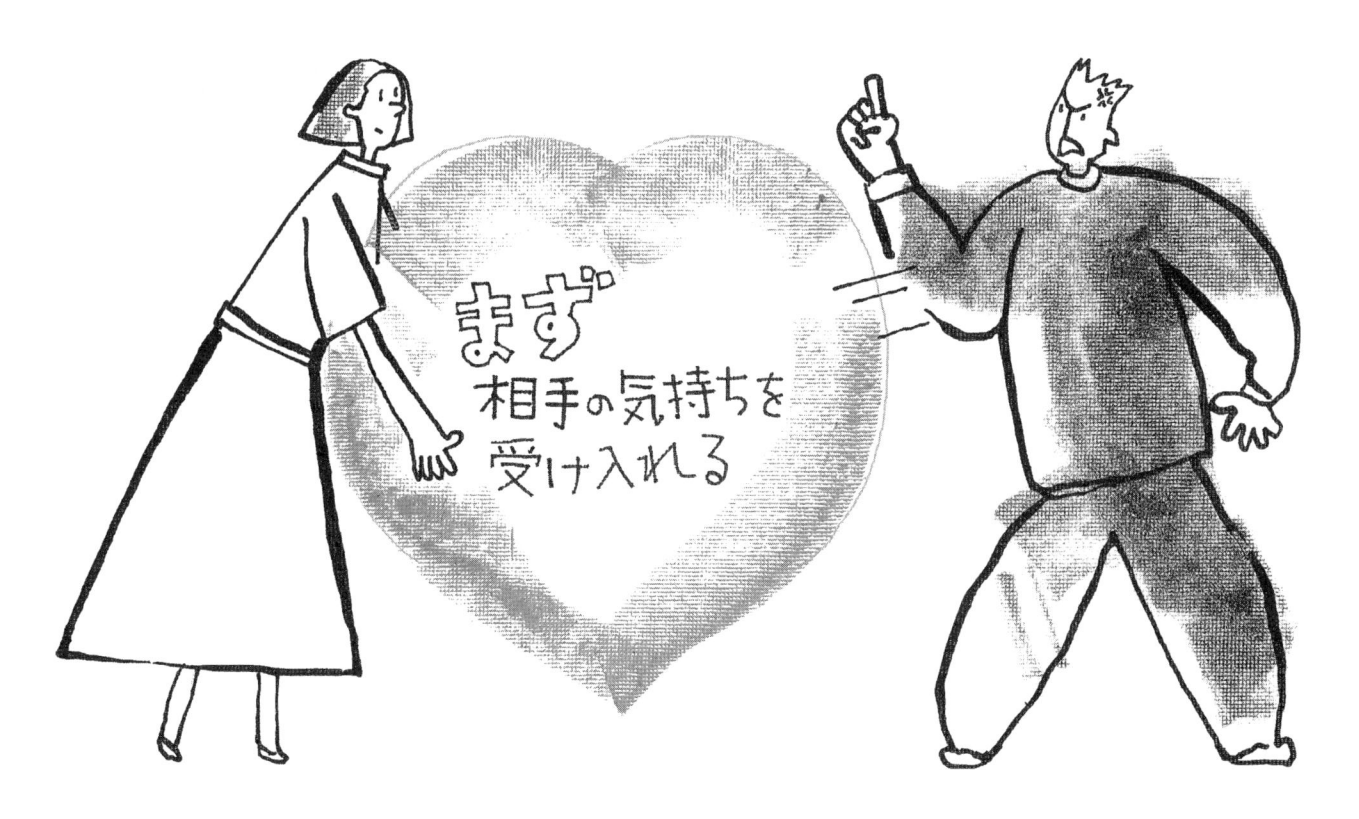

患者の家族からの質問を受け持ち看護師に取り次いだが，受け持ち看護師がすぐに対応せず家族の不満を誘発した事例，家族から処方・検査などについて質問されたが，多忙のために医師への取り次ぎを忘れた事例，病状説明を求められたが長時間待たせてしまった事例などがあがっていた。受け持ち以外の患者・家族からの相談や質問を受けた時，こういう事態が生じやすい。患者のベッドサイドに当日の受け持ちの看護師の名前を記すなどして，家族にも誰に問い合わせたらよいかわかる仕組みをつくることも円滑な対応のための１つの方策である。

■ 外来患者・家族の求めへの対応

ここでは，「1)急性症状を有する外来受診者への対応」と「2)問い合わせや待ち時間への苦情への対応」，および「3)救急患者への電話対応」に関する問題が整理された。

1) 急性症状を有する外来患者への対応
● 重症度の評価と迅速な対応

外来では腹痛など急性症状を有する患者へ迅速な対応ができず，予想以上の待機時間に患者家族が強い苦情を訴えた事例があがっていた。外来の急性症状を有する患者の重症度を評価し，別途に速やかに対応ができる仕組みが必要になる。重症患者であれば重大事件にもなりうることから注意を要する。

2) 問い合わせや待ち時間に関する苦情への対応
● 診察室ごとに診察順番がわかる仕組み

多忙な外来では，待ち時間や診察順番などでの苦情・問い合わせが受付の看護師に殺到する。受付業務の処理に加えてこうした患者からの問い合わせへの対応は負荷になり，１人の看護師では処理できず丁寧な対応が困難な場合が多く，さらに苦情が生じることになりかねない。せめて，診察室ごとの進み具合がわかる仕組みづくりが求められる。

3) 時間外の救急患者への電話対応
● 聴くべきポイントをリスト化し，短時間で対応

夜間における救急患者への電話対応は，とくに注意を要する場面である。「昼間受診した病院へ連絡したのか」「どのような薬をもらっているのか」などと質問したことから，「そこまでどうして聞くのか」と患者が立腹した事例があがっていた。電話を受ける側は，当日の救急能力を考えて，来院前にできるだけ情報を得ておきたい。し かし，切迫した患者にとっては，本質的ではない質問のように思われ，負担になることがしばしばある。どこまで聴くかは患者の切迫度と対応者の感性に委ねられるが，応需可能か否かを判断するうえで聴くべきポイントをリスト化しておき，短時間で対応するほうがよいのはいうまでもない。

● 配慮されていると感じる病状説明の場の雰囲気づくりの重要性

注意を要するものとして，悪性腫瘍の患者家族へ医師が病状を説明している周辺で笑ったことがひんしゅくを買った事例や，医師が患者に病状などを説明しているときにそばにいた看護師が足踏みしたことで，患者が急かされていると感じ憤慨した事例などがあがっていた。

病状に不安をもっている患者・家族は，医師の病状説明を聞く際は相当デリケートな心理状況におかれる。場の設定も含めて，患者家族に配慮した雰囲気づくりが求められる。

● 実習学生への対応と注意喚起

卒前教育上の示唆的な事例として，看護学生が手術室で患者に関する申し送りをする際に日本語でがんの病名を告げ，患者に聞かれてしまった事例があがっていた。緊張した実習学生では，こういったことが起こりうることは十分予想がつく。患者から離れた場所で申し送りを行うなどの配慮が必要である。教員もこうした事例を用いて，実習に出す前に学生に注意をしておかなければならない。

● 医療職の危険ななれの軌道修正

きわめて重要と思われた事例として，剖検写真を家族がみえるところに置いていたために家族が大きなショックを受けた事例があった。急性期医療の現場においては，何をみても動じない精神力は，冷静な判断や行動をするために必須である。しかし，改めて思い起こすと，解剖実習の初日や病理解剖をみた日の衝撃は相当なものであった。剖検写真はまさに家族にとって最愛の人の'それ'なのだからショックは想像にあまりある。これに限らず医療職ゆえの危険ななれがあることを意識し，こうした事例を共有して個人としても部署としても定期的に軌道修正することが大切と思われた。

このような病態評価や情報・連絡，説明・接遇のヒヤリ・ハット事例も，療養上の世話や診療の補助業務のヒヤリ・ハットの事例に劣らず学ぶことが多く，すばらしい教育材料になることがわかった。

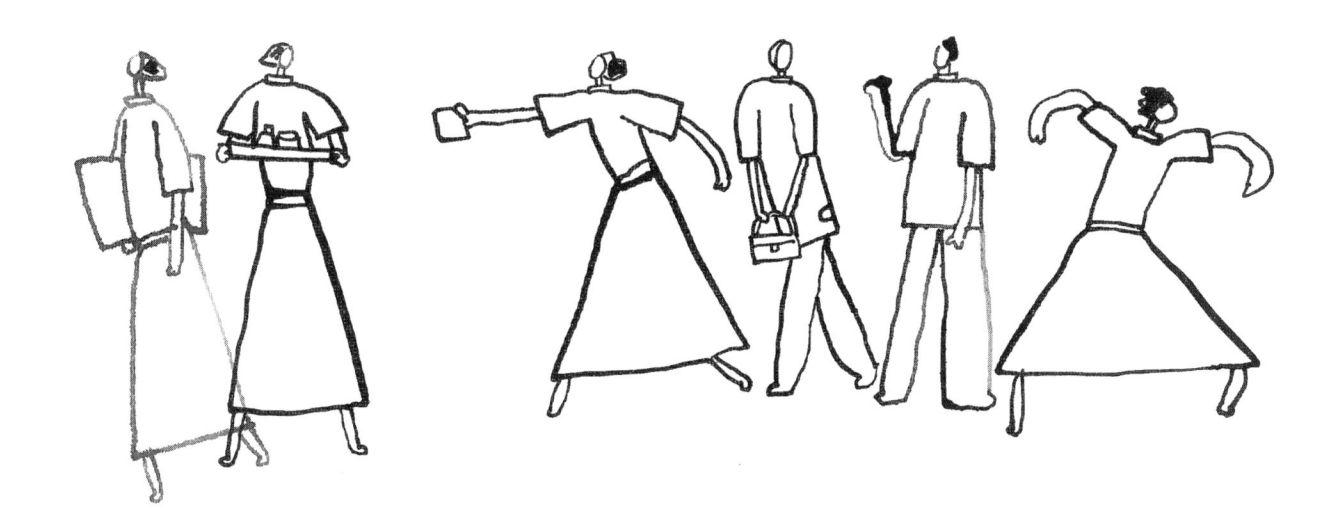

あとがき

　本書のもとになった研究は，大勢の看護師さんの協力があったからこそ，また，厚生科学研究費の補助金をいただいたからこそできた研究でしたので，本書の仕上りをもってようやく責任が果たせたような気持ちでほっとしています。

　1万事例を整理して分析するまで3年もかかりましたが，特に最後の1年は，意地だけでゴールを目指す老いたマラソンランナーの気分で，息絶え絶えにゴールに辿りついたというのが本音です。事例の分析に明け暮れて，余裕のない毎日が続きましたので，本書の最後にこの「あとがき」を書く日こそ，解放される日と待ちわびていました。

　出版のお話をいただいたのは1年前ですが，いざ本にするとなると，エラーマップはともかく，解説文には未消化な点も多く躊躇していました。与薬や転倒・転落は事例も多かったことから，それなりに理解をして書いたつもりです。しかし，その他の領域は，今ひとつ自信がありません。もっとわかっている方がおられると思い，分担執筆をお願いすることも考えましたが，1人の人間の一貫した視点でという編集者の意見もあり，このままでの出版に踏み切りました。不備な点はどうぞお許しください。

　分析が終わった今，つくづく感じることがあります。それは，文字にすれば，わずか2文字12画で書ける「安全」ですが，日常臨床のなかで，患者さんに安全な医療を提供し，安全な療養生活を送っていただくために，私たちが知っておかなければならないことがどれほど多いかということです。そして，どれほど知らなかったかということです。知っておくべきことというのは，必ずしも医学的，看護学的なこととは限りません。むしろ，現場の実務的なことが多いのですが，エラーを防止するうえでは必須の知識であったのにもかかわらず，学ぶ機会がなかったのが残念でなりません。学んでいれば，防げた医療事故も多かったのではないかと思います。今後は，そういった実学的な教育も重要ではないかと思います。

　苦しい反面，学ぶこともことのほか多かった3年間の研究でした。こうした機会と研究へのご配慮をいただきました厚生労働省医政局総務課医療安全推進室の新木一弘室長をはじめ皆さまに謹んでお礼を申し上げます。

　また，エラーマップの作成を助けてくださった4名にも心から感謝の気持ちを述べたいと思います。現在勤務している杏林大学保健学部の卒業生で私の教え子たちの石川さなえさん，塩満史子さん，小宮希美さん，新沼千晶さんです。医療職ではありませんが，事故防止の重要性を理解して正確に一生懸命仕事をこなしてくれました。特に石川さなえさんには初年度の厳しい仕事を夜遅くまでともにしてもらいました。本当にありがとうございました。

　そして，出版するにあたってよいアドバイスをくださった編集者の河田由紀子さんにも，心からお礼を申し上げます。

平成15年5月5日

川村治子

さくいん

あ

アナウンスと説明に関するエラー 116
医師の指示に関するエラー 21
医師の指示に関する注射エラー 10
医師の輸血指示と看護師の指示受け(輸血伝票発行)に関するエラー 41, 42
医師への連絡 113
異食, 誤飲 92
—— の内容と患者疾病 92
異食の発見時の対応 93
一般病院における内服与薬エラー 20, 21
一般病棟における暴力の発生状況 104
医療ガス 60
—— 関連のエラー 61
ABO 不適合 44
—— 輸血以外のエラーと対策 42, 46
—— 輸血の発生要因と対策 42, 43, 44
—— 輸血防止マニュアルの整備 46

か

介助中の誤嚥事例における患者の疾患名 88
回路に関するエラー 60
加温加湿器に関するエラー 60, 62
家族への事務的な連絡や情報提供としての説明エラー 115
看護ケア用具関連の凍傷 99
看護ケア用具関連の熱傷 98
看護師の指示受け, 準備者への申し送りに関するエラー 12
看護者の介入がからむ転倒・転落 68, 78
患者・家族への説明および接遇に関する事例 115
患者・家族・面会人への指導(注意)に関するエラー 116
患者の類似性 14, 24
患者への注意 116
患者間違い(対象エラー) 10, 20, 24
——, 検査における 49
——, 手術室搬入における 52
——, 精神病院における 28
——, 輸血時の 46
——, 与薬時における 25
患者名の間違い 41
ガーゼ・器械カウントと遺残 56
外来患者・家族の求めへの対応 118
がん患者の自殺・自傷 100
急性症状を有する外来患者への対応 118
教育研修 18
業務プロセスからみた
—— ABO 不適合輸血 40
—— ABO 不適合輸血以外のエラー 42
—— ABO 不適合輸血のエラーと発生要因および注意・対策 43
—— 経管栄養のエラー 84
—— 検査時エラー 48
—— 注射エラー 10
—— 内服与薬(一般病院) 21
—— 手術看護エラー 51, 56
経管栄養に関するエラー 84
—— 以外の食事に関するエラー 86
—— の重大なエラー 84
血液型特定におけるエラー 40
血液型の間違い, 輸血時の 44
血液製剤受領〜輸血準備に関するエラー 41, 42
血液製剤の予約〜交差用採血 42
血液製剤の予約〜交差用採血, 交差適合試験のエラー 41
血液の取り違い, 輸血時の 44
検査関連のエラー 48
検体に関するエラー 55
コール・苦痛への対応 117
拘束方法 38
高齢患者
—— に多い嚥下の問題 88
—— における注射エラー 15
—— におけるチューブ類管理エラー 39
—— の骨折 110
—— の入浴中の急変 95, 97
—— の熱傷 99
誤嚥防止 90

さ

酸素ボンベに関するエラー 61
酸素ラインに関するエラー 61
酸素流量に関するエラー 61
指示受け
—— に関するエラー 48
—— 薬剤科への手配, 準備・与薬者への申し送りに関するエラー 22
手術および介助に関するエラー 54
手術看護 51
—— エラー 55
手術器械・薬剤準備に関するエラー 53
手術業務プロセスにおけるエラー内容 56
手術室
—— から患者搬出に関するエラー 55
—— における注射エラー 58, 58
—— における注射エラーの特異性と非特異性 58
—— におけるリスクの特異性 59
—— 搬入・手術台への移乗に関するエラー 52
手術台からの転落 52
手術の申込と受付に関するエラー 51
小児患者の患者確認 16
小児のベッドからの転落 78
食事介助における窒息・誤嚥 88
食事内容のエラー 86
身体拘束の適用対象 77
時間外の救急患者への電話対応 118
自殺(企図)・自傷 100
—— 患者の疾病名 100
—— の具体的方法 101
—— の手段と患者疾病 100
—— の予見の言動・病態・状況 102
実施(施注)後の観察, 管理に関するエラー 16
術後処置・整備に関するエラー 55
術前および術後の情報や業務の連携エラー 57
術前処置に関するエラー 51
術前準備に関するエラー 51
情報の記録・連絡 112
—— に関するヒヤリ・ハット事例 112
情報の記録と看護師間の申し送り 112
自力行動における高齢患者問題 71
自力摂食患者の窒息・誤嚥 90
自力の排泄行動 69
自力の排泄行動における転倒・転落 73, 74
人工呼吸器 60
—— 関連エラー 60
—— 関連のエラー防止対策 62
精神疾患患者
—— の自殺・自傷 101, 102
—— の窒息・誤飲 92
—— の窒息・誤嚥 90
—— の入浴中の転倒・転落 94
—— の暴力 104
精神病院
—— における対象エラー 28
—— における内服与薬エラー 20, 21, 24, 26, 27
—— における暴力の発生状況 104
摂食・嚥下のステージ別発生要因と対策 88

摂食中の窒息・誤嚥 88
設定に関するエラー 60
説明・接遇 115
　──，看護師から外来患者・家族へ 116
　──，看護師から入院患者・家族へ 115
絶食すべき患者の摂食 86
卒前・卒後の事故防止教育 18

た
体位と装着器具，設備に関するエラー 52
対象エラー(患者間違い) 10, 20, 24
　──，検査における 49
　──，手術室搬入における 52
　──，精神病院における 28
　──，輸血時の 46
　──，与薬時における 25
タイムプレッシャー 13, 14, 24
窒息・誤嚥発生後の対応 90
チューブ類
　──の切断 37
　──のはずれ 35
　──の抜去 36
　──の閉塞・開放忘れ 35
チューブ類の管理 34
　──エラー 34
　──エラー・トラブル防止対策 37
　──エラー内容とチューブの種類からみた発生要因 35
　──におけるエラー・トラブルの要因と対策 38
注射 8
　──エラー発生の要因と対策 17
　──エラー発生要因 16
　──業務のプロセス 9
　──される患者に起因するエラー 15
　──実施(施注)に関するエラー 14
　──準備(混注などに)に関するエラー 12
　──のエラー内容 8
治療用具関連の凍傷 99
治療用具関連の熱傷 99
転倒・転落 66
　──，移送中および手術台からの 57, 57
　──，片麻痺の患者の入浴中の 94

　──，患者の生活行動介助中(車椅子以外)の 80
　──，急性期病院における3タイプ10種 67
　──，急性期病院における発生構造 70
　──，車椅子乗車待機中の 81
　──，車椅子とベッド，トイレ間移乗介助中の 81
　──，検査・処置・診察・手術台関連の 78
　──，検査終了後の 50
　──，高齢患者の 66, 76, 83
　──，事故防止の考え方 82
　──，手術台から移乗時の 55
　──，自力行動における 67, 69, 71
　──，体位変換，清拭時・後の 82
　──の発生要因，自力行動における 72
　──の発生要因と実施可能な発生防止策，自発的かつ自力行動における 79
　──の防止策，自力行動における 78
　──，排泄以外の自力行動における 75, 76
　──，判断力が低下した患者の自力行動における 76, 77
電源の確保に関するエラー 60
問い合わせや待ち時間に関する苦情への対応 118
凍傷 99
盗難 107
　──発生状況 107
　──の犯人像の推測と対策 108

な
内服与薬 19
　──エラー特有の5要因と対策 29
　──エラー発生要因マップの活用について 33
　──エラー防止のキーワード 31
　──業務 19
　──業務プロセス 19
内服与薬と注射(点滴も含む)におけるエラー発生要因の比較 31, 32
日常的な看護師の言葉 116
入院患者とその家族の求めへの対応 116
乳幼児のベッドからの転落 78

入浴中 94
　──事故防止対策 96
　──の急変 95
　──の転倒・転落 94
　──の溺水 95
　──のトラブル・エラーの注意と対策 97
　──の熱傷 96
認知症・認知症性疾患患者 72
　──の嚥下の問題 88
　──の自己抜去 85
　──の窒息・誤飲 92, 93
　──の転倒・転落 76, 77
認知症高齢者におけるチューブ類管理エラー 38
熱傷・凍傷 98
脳血管障害患者の嚥下の問題 88

は
配膳対象のエラー 86
ヒューマンエラー防止 16
病態評価 110
病態評価に関するヒヤリ・ハット重要事例 110
病棟と手術室の情報・連携のエラー 55
暴力 104
　──の発生状況 104
　──発生時の回避方法 106
　──発生の予見 106

ま・や・ら
麻酔覚醒時のエラー 54
麻酔に関するエラー 52
麻薬に関するエラー 55
薬剤(内容)エラー 25, 29
薬剤(内容)と量のエラー 20
薬剤エラー 29
輸血 40
輸血事故防止教育 47
輸血事故防止マニュアル 46
輸血実施に関するエラー 41, 42
輸血中の観察におけるエラー 42
与薬される患者に起因するエラー 26
与薬準備(配薬単位に分ける)に関するエラー 23
与薬(配薬)に関するエラー 24
リスクマネジメントと暴力対策 105